쉽디쉬운
임플란트 이야기

A Dental Implant Story

쉽디쉬운
임플란트 이야기

문석준 지음

좋은땅

입안에 임플란트를 가지고 있는
사람을 찾기는 너무 너무 쉽습니다

아마 적당한 연령대의 사람들에게 임플란트 수술 받아보셨냐고 물어 본다면, 아니라는 답변보다 그렇다는 답변이 더 듣기 쉬울 것입니다. 당 장 옆자리 동료에게 한번 물어보세요.

"임플란트 한 적 있어요?"

그만큼 많은 사람들이 이미 임플란트 수술을 경험하셨습니다. 그리고 그 말인즉슨 이미 임플란트의 안정성에 대한 검증은 끝났다고 봐야 하지 요. 앞으로 늘어날 우리들의 기대 수명. 식사를 해야 할 시간이 더욱 길 어집니다. 하지만 더 튼튼해지기는 어려운 우리들의 치아. 그런데 세상엔 점점 맛있는 게 많이 나타나고, 그런 것들을 맛보기는 쉬워집니다. 그럼 튼튼하진 않은데 점점 더 일을 많이 하겠네요. 치아의 수명은 줄어들 수 밖에 없겠죠.

따라서 우리들의 치아는 언젠가는 임플란트로 교체될 운명입니다. 이미 수술하셨을 수도 있고, 아직 수술하지 않으셨다면 언젠가 꼭 마주칠 녀석인 거죠. 그런데 치과 의사 일을 하다 보면 묘한 상황을 많이 만나게 됩니다. 임플란트한 곳이 아프다고 오시는 분들이 종종 계십니다. 하지만 파노라마 사진을 살펴보면 어디에도 임플란트는 없습니다. 신경 치료나 크라운 치료한 것을 임플란트로 잘못 알고 계신 것입니다.

거꾸로 임플란트 수술을 하셨는데, 기억을 못 하시는 분도 계십니다. 임플란트하신 쪽은 잇몸 관리를 잘해 주셔야 해요라고 말씀드리면 "그거 내 치아인데?"라고 말씀하십니다. 그러니 이 글을 읽는 우리들은 언젠간 마주칠 임플란트, 누구인지는 정확히 알고 있으면 좋겠습니다. 네이버 국어사전에 따르면 임플란트의 정의는 다음과 같습니다.

임플란트(implant)

[명사] [의학] 상실된 치아를 인공 치아의 이식을 통해 건강한 구강을 가지게 하는 의학의 한 분야. 본래는 인체의 조직이 상실되었을 때 이를 회복시켜 주는 대치물을 의미하지만 치과에서는 인공 치아 이식을 말한다.

상실된 치아를 대체하는 인공 치아의 이식을 임플란트라고 합니다. 상실이란 말은 좀 서글픕니다. 인공 치아도 좀 로봇 같아서 정 없어 보입니다. 간단하게 써 볼까요.

없어진 치아를 대체할 수 있는 가짜 치아를 이식하는 것을 임플란트라고 하는군요. 크라운이나 신경 치료는 내 치아에다가 하는 치료입니다. 내 치아가 상실된 것이 아니기 때문에 임플란트가 아닙니다. 신경 치료한 치아에 기둥을 세우는 포스트 치료를 임플란트로 착각하시는 분들도 많습니다. 아무래도 기둥이 들어가기 때문에 그러리라 생각됩니다. 하지만 이 경우도 내 치아를 잃어버린 것이 아니라 내 치아를 써먹기 위한 치료이기 때문에 임플란트가 아닙니다. 그럼 치아가 뭔지 정확하게 알아볼까요.

치아²(齒牙)

[명사] '이'를 점잖게 이르는 말.

[유의어] 이³, 이빨

이를 점잖게 부르는 말이라고 합니다. 그래서 치과의사들은 이나 이빨이 아닌 치아라는 말을 주로 사용합니다. 그럼 이는 무엇일까요.

이³

[명사]

1. [생명] 척추동물의 입안에 있으며 무엇을 물거나 음식물을 씹는 역할을 하는 기관.

우리 같은 척추 동물의 입안에서 물거나 씹는 역할을 해 주는 것을 이라고 합니다. 물고 씹는 게 주 역할입니다. 물고 씹으려면 큰 힘을 견딜 수 있어야 합니다. 그래서 우리의 치아는 튼튼한 뿌리를 가지고 있습니다.

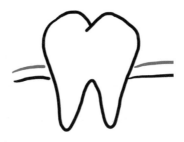

    이렇게 말입니다. 씹는 역할을 직접적으로 하는 것은 머리이지만, 그 머리가 똑바로 일을 하기 위해서는 튼튼한 뿌리가 필요합니다. 즉, 치아가 본연의 역할을 하기 위해서는 튼튼한 머리와 튼튼한 뿌리가 필요합니다. 그렇다면 치아가 없어졌을 때 이런 치아의 역할을 해 줄 가짜 치아도 튼튼한 머리와 튼튼한 뿌리가 필요하겠죠. 그래서 임플란트는 치아의 형태를 모방합니다. 옛날에는 치아처럼 생기지 않은 임플란트도 있었습니다. 옛날 임플란트는 너무나도 공포스럽게 생겼기 때문에 관련 사진을 첨부하지 않겠습니다. 결국 시간이 흘러 치아를 닮은 임플란트가 세상을 지배하게 됐습니다.

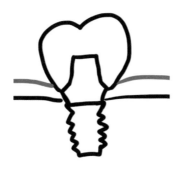

치아와 닮아 보이시나요?

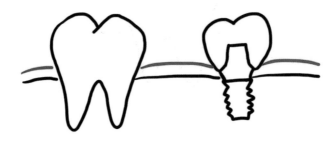

이렇게 보면 좀 더 닮아 보입니다. 치아가 빠진 곳에, 가짜 치아를 이식해 주는 것. 그리고 그 가짜 치아는 치아의 형태를 닮은 것. 이것이 바로 임플란트입니다.

1. 임플란트 필요한 이유

임플란트는 없어진 치아를 대체할 수 있는 가짜 치아를 이식하는 것입니다. 치과에 오시면 "임플란트가 꼭 필요한가요."라고 많이 물어보십니다. (임플란트 참 하기 싫죠. 그 마음 잘 압니다.) 임플란트가 꼭 필요한가라는 질문은 생각해 보면 두 가지 질문으로 쪼갤 수 있습니다.

① 없어진 치아를 꼭 대체해야 하는가
② 그렇게 대체하는 것이 꼭 임플란트여야 하는가

이 두 가지 질문에 대해 답할 수 있다면 임플란트가 꼭 필요한지, 왜 필요한지 알 수 있겠죠.

2. 없어진 치아를 꼭 대체해야 하는가

없어진 치아를 대체하지 않을 경우 일어날 수 있는 일들을 살펴보면 되겠습니다. 하지만 그에 대한 자세한 이야기는 다음 장에서 설명드리도록 하겠습니다. 지금은 가장 간단한 이야기만 하고 넘어가죠. 기본적으로 사람은 사랑니를 제외하고 28개의 치아를 가지고 있습니다. 28개의 치아가 한 팀을 이루고 있다고 생각하시면 됩니다. 우리들의 삶도 참 힘들지만 치아의 삶도 힘들 것 같습니다. 열심히 씹고 뜯고 해야 합니다. 그런데 28개의 치아가 한 마음으로 일을 해도 힘든 일을, 한 개의 치아가 못 하겠다고 떠나갑니다. 그럼 남은 27개의 치아가 28개의 치아가 하던 일을 해야 합니다. 무리죠. 남은 치아들도 더 빨리 지칠 수밖에 없습니다. 우리는 어서 빈자리를 채워 줘야 합니다. 우리는 코로나로 방금 치아들과 비슷한 상황을 겪었습니다. 일하던 동료가 집으로 떠나고 나면 우리에게 남은 건 과중한 업무였죠. 없어진 치아를 대체해야겠다는 생각이 드시나요?

3. 그렇게 대체하는 것이 꼭 임플란트여야 하는가

없어진 치아를 만들어 내는 방법으로는 크게 3가지가 있습니다.
임플란트, 브릿지 그리고 틀니입니다. 각각의 장단점에 대해서는 또 자세하게 다뤄 보겠습니다. 분명히 브릿지가 임플란트보다 나은 경우가 있습니다. 또한 틀니를 꼭 해야만 하는 경우도 있습니다. 하지만 할 수만 있다면 대부분의 경우 임플란트가 최선의 선택입니다. 치료의 최종 결과를 봤을 때는 브릿지와 틀니는 임플란트를 따라올 수 없습니다. 게다가 임플란트가 아니면 없어진 치아를 만들어 낼 수 없는 위치도 있습니다. 왜 임플란트가 더 좋은지 말을 하고 싶어서 입이 근질근질합니다. 하지만 틀니와의 자세한 비교, 브릿지와의 자세한 비교를 위해 아껴 두겠습니다. 하나만 확실하게 말씀드리자면 제 치아가 빠진다면 전 임플란트를 하겠습니다.

꼭 임플란트는 아니어도 됩니다. 하지만 임플란트만 가능한 경우도 있고 임플란트가 보통 최선의 결과를 가져옵니다. 그러니 가능하면 임플란트로 빠진 치아를 대체하는 것이 좋겠죠. 임플란트의 필요성이 조금은 와닿나요? 아직도 임플란트의 필요성이 의심스러운 분들을 위해 다음 장에서는 없어진 치아를 방치하면 어떻게 되는지에 대해서 한층 더 자세히 알아보도록 하겠습니다.

목차

프롤로그 ··· 4

임플란트와 치아

- 빠진 치아 방치하면 큰일납니다 ··························· 16
- 임플란트 말고 대안은 없나요? ··························· 21
- 임플란트의 라이벌 브릿지 ······························· 26
- 임플란트 대신 틀니? ··································· 33
- 임플란트 + 틀니 = 오버덴처 ···························· 38
- 임플란트 구성 요소와 구조 알아보기 ··················· 43
- 임플란트도 브랜드가 있다? ···························· 47
- 임플란트 브랜드와 라인업 ······························ 51
- 임플란트와 눈탱이 피하기 ······························ 56
- 저수가 임플란트의 위험성 ······························ 62
- 임플란트 수술 과정 알아보기 ·························· 69

• 임플란트 치료 단계와 소요 기간 ·· 75

• 임플란트 수술 방법의 종류 알아보기 ······························ 83

• 발치 즉시 임플란트 식립 ·· 88

• 비절개 임플란트 ··· 93

• 네비게이션 임플란트 ·· 99

• 원데이 임플란트 ·· 105

• 수면 임플란트 ··· 112

• 전체 임플란트와 임플란트 개수 ································· 119

• 풀아치 임플란트 ·· 125

• 임플란트와 뼈 이식 ·· 132

• 상악동 거상술 ··· 137

• 임플란트와 통증 ·· 143

• 임플란트 수명과 관리 방법 ·· 148

• 임플란트 흔들림 ·· 152

• 임플란트 빠짐 ··· 155

• 임플란트 깨짐 ··· 159

임플란트와
치아

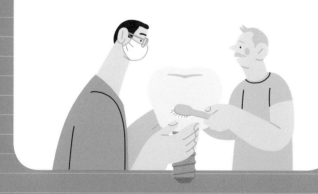

빠진 치아 방치하면 큰일납니다

치아가 빠진 채로 그냥 지내시는 분들이 많습니다. 사실 치아 한두 개 빠지는 것은 의외로 적응할 만합니다. 오른쪽이 빠지면 왼쪽으로 씹으면 되고, 왼쪽으로 빠지면 오른쪽으로 씹으면 되기 때문입니다. 하지만 그렇게 두시면 안 됩니다. 큰일이 나는데 빨리 큰일이 나지는 않습니다. 하지만 서서히 큰일이 일어납니다. 무슨 일이 일어나는지 같이 한번 살펴보시죠.

1. 남은 치아에도 문제 발생

이건 아주 간단합니다. 치아는 사랑니 제외 28개입니다. 28개의 치아가 각자의 위치에서 맡은 역할을 잘할 때, 무리 없이 씹어 먹는 기능을 할 수 있습니다. 하지만 여기서 2개 정도가 빠졌다고 생각해 보죠. 원래 28개의 치아가 하던 일을 26개의 치아가 담당해야 합니다. 특히 바로 옆에 있는 치아들은 죽어 나겠죠. 이렇게 다른 치아들에 무리가 가해지다 보면 다른 치아들에게도 탈이 나게 됩니다.

오른쪽 치아를 치료하는 동안 오른쪽으로 식사를 못 하셔서 "왼쪽으로 씹다 보니 왼쪽이 아파요."라고 말씀하시는 분들이 상당히 많습니다. 그럼 저는 간단하게 말씀드립니다.

"양쪽으로 잘 씹어야죠. 무리가 안 되는 한쪽으로만 드시니 무리가 돼서 그렇습니다. 치료 다 마치고 양쪽으로 씹으면 괜찮아지실 겁니다."

그런데 치료를 해서 양쪽으로 씹을 수 있는 상황이 아니라, 한쪽이 빠져서 계속 반대쪽으로 씹어야 하는 경우라면? 그쪽이 탈이 나지 않는 것이 이상한 것이겠죠.

2. 교합 틀어짐

치아는 뼛속에 박혀 있습니다. 하지만 정확하게는 뼈 위에 떠 있다고 보는 게 맞습니다. 치아의 위치는 고정되어 있지 않습니다. 뼈 안에서도 휘적휘적 돌아다닐 수 있습니다. (이런 원리를 이용한 치료가 치아 교정입니다.) 하지만 일반적으로 건강한 치열에서 치아들이 제자리에 있을 수 있는 이유는 다른 치아들과 서로 위치를 잡아 주기 때문입니다. 하지만 치아가 빠지게 된다면, 그 옆 치아, 그 위 치아 등이 빠진 자리로 움직이게 됩니다. 하나가 움직이면 또 빈자리가 생기겠죠. 그럼 또 그 옆 치아가 움직이겠죠. 치열이, 교합이 완전히 틀어져 버리게 됩니다.

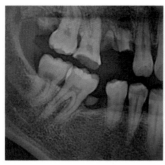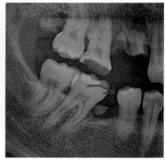

빨간색으로 표시한 방향으로 치아가 기울어져 버린 것이 보이시나요? 받혀 주는 친구가 없으면 치아는 쓰러집니다.

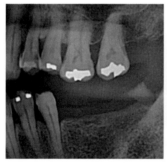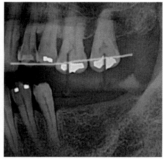

빨간색으로 표시한 방향으로 치아가 내려와 버린 것이 보이시나요? 같이 씹히는 치아가 없으니 아래로 추락합니다. 이렇게 된다면 치열이 안좋아지고 교합이 안 좋아지니 씹는 것이 힘들어지고 결국 다른 치아들에도 더욱 무리가 가게 됩니다. 심하면 턱관절과 근육에도 영향을 끼치게됩니다. 이런 상황에서 치료를 시작하게 되면, 단지 빈자리에 임플란트를 심는 것뿐만 아니라 제자리에서 벗어난 치아들을 원래 자리로 돌려주는 추가적인 치료가 필요합니다. (교정 치료가 될 수도 있고, 보철 치료가 될 수도 있고, 발치 후 임플란트가 필요할 수도 있겠죠.) 즉, 치료가 복잡해지게 됩니다. 복잡한 치료는 더 많은 시간을 요구하고 더 많은 비용이 필요하게 합니다. 참 무섭죠.

3. 약해지는 잇몸뼈

근육도 계속 쓰면 커지고 안 쓰면 작아집니다. 사실 뼈도 똑같다고 말하긴 그렇지만, 잇몸뼈도 자신의 부피를 유지하기 위해선 적절한 자극이 필요합니다. 치아가 빠진 채로 방치된다면 해당 부위의 뼈는 할 일이 없어집니다. 치아를 잡아 주는 역할을 해야 하는 뼈가 치아를 잡아 주지 못하니까요. 그렇게 점점 뼈가 얇아지고 약해지게 됩니다. 그래서 뼈가 얇아지고 약해지면 무엇이 문제가 될까요? 바로 치료를 하고자 할 때 큰 방해가 됩니다.

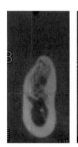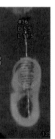

이런 식으로 멀쩡한 임플란트 하나 나 품을 수 없을 만큼 얇아지게 됩니다.

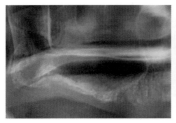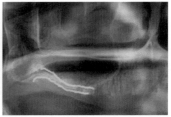

노란 부분이 남아 있는 뼈입니다. 뼈가 임플란트를 심기에 너무 얇아져서 추가적인 뼈 이식이 상당히 많이 필요하게 됩니다.

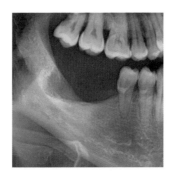

뼈가 너무 얇으면 임플란트 식립을 포기해야 하는 상황이 생기기도 합니다. 남아 있는 뼈가 많다면 간단했을 치료가, 남은 뼈가 적다는 이유로 어려워지고 불가능해지기도 합니다. 치아가 빠진 자리를 방치하면 안 되는 이유, 조금은 가슴에 와닿으셨길 바랍니다. 저희 치과가 아니어도 됩니다. 빠진 치아가 있다면 꼭 한 번 용기 내셔서 가까운 치과에서 검진받고 치료 계획을 세워 보시기 바랍니다.

쉽디쉬운 임플란트 이야기

임플란트 말고 대안은 없나요?

"이가 빠졌습니다. 임플란트를 해야 한다고 들었습니다. 그렇다면 임플란트 말고 다른 치료 방법은 없나요? 저는 수술하기가 너무 무서워요."

"저는 수술은 도저히 못할 것 같아요."

"수술하기에는 시간이 없어요."

이런 분들을 위해서 임플란트의 대체재를 모아 봤습니다.

1. 브릿지

브릿지는 다리라는 뜻이죠. 다리는 양쪽 끝을 이어 주는 구조물입니다. 치과에서도 브릿지는 비슷한 의미로 사용됩니다. 중간에 치아가 없을 때, 양쪽 치아를 연결해 주는 방법입니다.

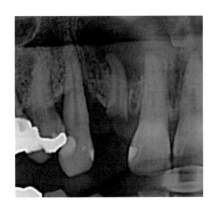

이렇게 중간에 치아가 부러져 있는 상황입니다. 물론 중간 치아를 뽑고 임플란트를 할 수도 있습니다. 하지만 여러 가지 사안들을 고려했을 때, 브릿지로 진행하기로 결정했다면 양쪽 치아를 깎아서 두 치아를 연결해 주는 것이 브릿지입니다. 브릿지의 목적은 양쪽 치아를 깎는 것이 아니죠. 중간에 가짜 치아를 만들어 내는 것이 목표입니다.

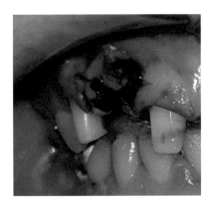

비어 있는 양쪽 치아를 깎아 줍니다. 깎는 것이 목표가 아니라 중간 치

아를 만드는 것이 목표임을 다시 한번 알려드립니다.

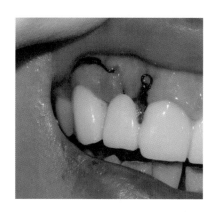

이런 식으로 연결된 치아를 장착해 줍니다. 중간 가짜 치아를 포함 양 옆 치아를 브릿지라고 부릅니다. 브릿지의 장단점에 대해서는 다시 한번 다루도록 하겠습니다. 수술이 너무 무섭고, 빠른 치료가 필요할 경우에는 추천할 만한 치료 방법입니다. 임플란트가 100점이라면 브릿지는 80점 정도의 만족감을 주는 치료 방법입니다.

2. 틀니

틀니는 대표적인 가철성 보철입니다. 가철성이란 말은 꼈다 뺐다 할 수 있다는 말입니다. 꼈다 뺐다 할 수 있는 것이 틀니의 가장 큰 단점이기도 하죠. 끼는 게 단점은 아닐 테고, 뺄 수 있다는 말은 빠질 수도 있다는 말이죠.

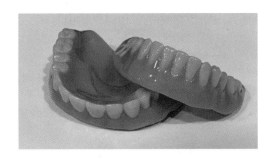

이렇게 빠지는 틀니의 단점을 보완한 것이 임플란트 틀니입니다만, 이 얘긴 뒤로 미뤄 두겠습니다. 틀니의 장단점 또한 뒤로 미뤄 두겠습니다. 틀니는 전신적으로 수술을 할 수 없는 경우 추천드립니다. 그 말은 그 외의 경우는 그렇게 추천드리지 않는다는 말이기도 합니다. 아주 잘 만든 틀니는 편합니다. 하지만 그것은 틀니 중에 편한 축에 속한다는 것이지, 임플란트에 비해 편하다는 말은 절대 아닙니다. 제 기준에선 임플란트가 100점이라면 틀니는 50점 혹은 그 이하의 만족감을 주는 치료 방법입니다.

3. 플리퍼

플리퍼를 임플란트의 대안으로 넣을까 말까 고민을 좀 했습니다. 플리퍼는 치료라기보단 임시방편에 불과하기 때문입니다. 플리퍼는 꼈다 뺐다 하는 가짜 치아입니다.

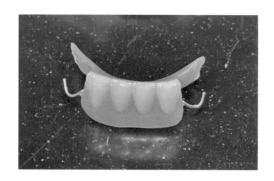

틀니와 비슷하다고 생각하실 수 있으나, 틀니처럼 각 잡고 만드는 것이 아니라 적당히 본뜨고 적당히 맞게 만드는 정말 임시방편에 불과합니다. 그럼에도 불구하고 플리퍼를 넣기로 한 이유는 플리퍼가 필요한 분들이 많을 것이라 생각했기 때문입니다. 아버지가 조금 빨리 돌아가셨는데 계속 앞니 플리퍼를 하고 계셨습니다. 아들이 아직 치과의사가 아닌 학생이었고, 치료할 여유가 없으셨기 때문으로 짐작해 봅니다. 치과를 하다 보면 치료할 여유가 안 되시는 분들을 많이 만납니다. 그런데 앞니가 갑작스럽게 빠지거나 부러진 경우 여간 난감한 것이 아닙니다. 아직은 치료를 시작할 시간이나 금전적인 여유가 부족할 때, 빠지고 부러진 앞니를 그대로 방치해야 할까요?

그럴 때 사용할 수 있는 것이 바로 플리퍼입니다. 많이 불편합니다. 식사를 하는 용도로를 사용하실 수 없습니다. 그래도 앞니가 필요할 때 충분한 가치가 있는 보철물입니다. 이런 것이 있다는 것도 모른 채 치료를 미뤄 두는 분들이 꼭 아셨으면 하는 바입니다.

임플란트의 라이벌 브릿지

이가 빠졌는데 임플란트를 너무 너무 하기 싫을 때(혹은 할 수 없을 때), 그 라이벌로 꼽을 수 있는 것이 브릿지와 틀니입니다. 그중에 브릿지가 무엇인지, 그리고 그 장점과 단점에 대해서 자세히 알아보도록 하겠습니다.

브릿지는 이전에도 언급했듯이 다리라는 뜻입니다. 그리고 다리는 서로 다른 두 지점을 연결해 주는 구조물입니다. 치과에서도 비슷한 뜻으로 사용됩니다. 치아가 빠짐으로써 자리가 비었을 때 그 양 옆 치아를 연결하여 치아가 빠진 곳에 가짜 치아를 만들어 주는 것을 브릿지라고 합니다.

다리라는 뜻으로 단어를 사용할 때는 연결이 가장 중요한 의미를 가지겠지만 치과에서 쓰는 브릿지는 양 옆 치아를 연결하는 이유가 더 중요합니다. 그리고 연결하는 이유는 치아가 빠진 곳에 가짜 치아를 만들어 주기 위함입니다.

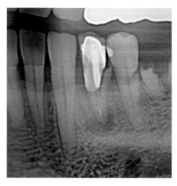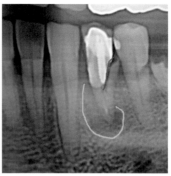

　중간 치아를 살펴보겠습니다. 노란색으로 표시한 부분은 뼈가 다 녹아 내린 부분입니다. 그리고 빨간색으로 표시한 부분은 치아 뿌리가 부러진 부분입니다. 논란의 여지없이 뽑아야만 하는 치아입니다. 해당 치아를 뽑고 나면 중간이 빈자리가 되겠죠. 이렇게 빈자리에 가짜 치아를 달아 주고 싶습니다. 그런데 가짜 치아를 그냥 양옆 치아에 붙이자니 튼튼하게 붙어 있을 수가 없습니다. 그래서 양옆 치아를 깎아서 다 같이 한 덩어리로 씌워 줍니다.

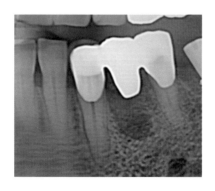

이해되시죠. 없는 치아를 만들어 주고 싶은데, 그냥 치아에는 튼튼하게 붙일 만한 방법이 여의치 않으니 치아를 희생하는 것입니다. 그럼 이제 이런 브릿지의 장점과 단점에 대해서 알아보도록 하겠습니다. 물론 이 장점과 단점은 임플란트와 비교했을 때를 기준으로 합니다.

1. 브릿지의 장점

1) 진료 기간이 짧다

가장 강력한 장점입니다. 임플란트는 기본적으로 수개월의 치료 기간이 필요합니다. (물론 원데이 임플란트도 있습니다만 하루 만에 모든 치료가 끝나는 것이 아니라 치료 즉시 식사가 가능하다는 의미입니다.) 그에 비해 브릿지는 보통은 일주일, 원내 기공소 역량이 있다면 심지어 하루 만에 끝나기도 합니다. 신경 치료를 동반해서 치료가 길어지더라도 일반적으로 한 달 안에 끝이 납니다. 치료할 시간이 충분하지 않은 경우(이사나 해외 출장이 예정되어 있는 경우) 아주 좋은 선택이 될 수 있습니다.

2) 침습적이지 않다(= 수술이 아니다)

브릿지를 할 때는 잇몸을 절개하거나 뼈를 건드리지 않습니다. (아주 가끔 뼈도 성형해야 하는 경우도 있습니다.) 그렇기 때문에 전신적인 질환이나 기타 이유로 수술을 할 수 없는 경우, 브릿지는 아주 강력한 대안이 됩니다. 물론 심리적인 이유로 임플란트가 매우 두려우신 분들에게도 좋은 선택입니다. 또한 수술이 아니기 때문에 아무래도 임플란트에 비하자면 통증이나 불편도 훨씬 적겠죠.

2. 브릿지의 단점

1) 양옆 치아의 희생 1(= 깎여지는 고통)

위에서도 언급했죠. 브릿지는 없어진 치아를 양옆 치아의 희생을 통해 만들어 내는 일종의 소환술입니다. 멀쩡한 양쪽 치아를 깎아야 한다는 것이 마음 편한 일은 아닙니다. 물론 양옆 치아도 충치로 인해서 치료가 필요한 상황이라면 이야기는 달라질 것입니다.

2) 양옆 치아의 희생 2(= 무리하는 고통)

저는 보통 브릿지보다 임플란트를 권합니다. 여러가지 이유가 있는데, 그중에 가장 큰 이유가 바로 이 이유입니다. 브릿지는 3개 혹은 4개의 치아가 일을 하는 곳에서, 1개 혹은 2개의 치아가 빠졌을 때 빠진 치아를 만들어 내는 치료 방법입니다. 그렇기 때문에 원래는 3개 혹은 4개의 치아가 하던 일을, 2개 혹은 3개의 치아가 버텨 내야 합니다. 듣기만 해도 힘들지 않으신가요? 갑작스럽게 퇴사한 내 옆자리 직원의 일을 내가 해야 한다면? 그런 상황을 만들어 내는 것이 브릿지 치료입니다. 당장에는 탈이 나지 않겠지만 탈이 나기 쉬운 '상태'가 되는 것은 분명해 보입니다. 결국 브릿지의 수명은 임플란트보다 길기 어렵습니다.

3) 브릿지는 운명 공동체

이 또한 큰 단점입니다. 여러 치아를 묶어 놨기 때문에 그중에 하나가 탈이 나면 전체 브릿지를 다 제거해야 하는 경우가 생깁니다. 만약에 2개의 뿌리로 3개의 머리를 만들어 낸 브릿지를 생각해 보시죠. 그중에 하나의 뿌리가 탈이 난다면 처음에는 모를 수 있습니다. 그러나 멀쩡한 나머지 뿌리가 3개의 머리가 하는 일을 모두 견뎌 내고 있는 것입니다. 결국 나머지 하나도 탈이 나게 됩니다. 한 치아가 고장난 것이 브릿지 전체의 고장으로 번지게 됩니다.

4) (하나의 치아를 회복할 경우) 임플란트보다 높은 비용

임플란트의 가격에 따라 다를 수 있지만, 임플란트 가격이 많이 저렴해졌기 때문에 하나의 치아가 빠졌을 경우 임플란트가 오히려 저렴한 경우가 많습니다. 물론 뼈 이식 등의 비용이 추가되거나 스트라우만 등 외산 임플란트를 사용할 경우는 이야기가 달라질 수 있습니다.

5) 브릿지를 하면 안 되는 경우

브릿지가 아주 길어지면 좋지 않습니다. 기본적으로 어금니라면 2개의 뿌리로 3개의 머리를 만드는 것보다 길게 하는 것은 하지 않는 것이 좋습니다. 제일 뒤 치아가 빠진 경우 마치 다이빙대 같은 형태의 보철물이 만들어지는데 이런 치료도 하지 않는 것이 좋습니다. (옛날에 진료를 받으신 경우 이렇게 긴 브릿지나 다이빙대 형태의 브릿지를 하신 분들이 많습니다. 임플란트가 대중화되지 않았던 시절에 어쩔 수 없는 진료였을 것입니다. 그리고 이런 보철물을 가지고 계시다면 불편하지 않아도 임플란트로 새롭게 치료하시는 것이 남은 치아들을 오래 쓰시는 방법입니다.) 남은 치아들이 아주아주 안 좋은 힘을 받기 때문입니다. 그럼 브릿지와 비교했을 때 제가 좋아하는 임플란트의 장점과 단점을 알아보겠습니다.

3. 임플란트의 장점

1) 양옆 치아 손실이 적다

그냥 빠진 자리 치아 뽑고 임플란트를 심으면 됩니다. 보철적으로 유리한 상황을 만들기 위해 치아를 다듬는 경우를 제외하곤 양옆 치아를 건드릴 필요가 없습니다.

2) 양옆 치아의 적은 부담

치아가 하나 빠졌습니다. 그 자리에 임플란트라는 기둥을 하나 심어 줍니다. 그럼 원래 3개의 뿌리가 하던 일을 여전히 3개의 뿌리가 하게 됩니다. 절대 양옆 치아의 희생을 강요하지 않습니다. 퇴사한 내 옆자리 직원, 사장님이 보시더니 힘들 테니 한 명 더 뽑아 줄게라고 말하는 격입니다. 그냥 방치하는 사장님보단 훨씬 고맙겠죠.

3) (하나의 치아를 회복할 경우) 브릿지보다 낮은 비용

위에서 언급했듯이, 추가적인 뼈 이식 등 수술 상황에 따라 달라질 수 있습니다.

4. 임플란트의 단점

1) 임플란트를 할 수 없는 경우

흔하지는 않지만 뼈가 너무 너무 적고 약한 경우에는 임플란트 수술을 할 수 없는 경우도 있습니다. 골다공증이나 항암치료 등 임플란트를 하기에 상당히 위험한 요인들이 있는 경우는 수술을 미루는 것이 좋습니다. 이런 경우에는 어쩔 수 없이 브릿지나 틀니를 선택해야 하겠습니다.

2) 치료 기간이 길다

임플란트의 가장 큰 단점이겠죠. 짧아도 2달, 길어지면 1년 이상의 시간이 필요합니다.

이런 이유들로 저는 브릿지보다는 임플란트를 추천드립니다. 임플란트가 100점이라면 브릿지는 80점이라고 말씀드립니다. 하지만 분명히 임플란트를 할 수 없는 경우, 브릿지가 더 유리한 경우도 있기 때문에 치료 방법 선택 시 꼼꼼한 비교는 필수입니다.

임플란트 대신 틀니?

임플란트를 하기 싫을 때, 혹은 임플란트를 할 수 없을 때 그 대안은 브릿지와 틀니가 있습니다. 이 장에서는 임플란트와 비교해 봤을 때 틀니가 가지는 장점과 단점에 대해서 말씀드려 보겠습니다. 임플란트도 틀니도 수없이 많이 해 본 제가 느낀 장점과 단점입니다. 틀니에서는 치아가 하나도 없을 때 사용하는 완전 틀니와, 치아가 몇 개 있을 때 사용하는 부분 틀니가 있습니다.

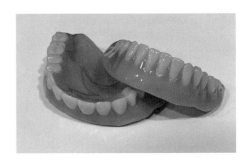

지금은 둘 모두를 지칭하는 단어로 틀니를 사용하겠습니다.

1. 틀니의 장점

1) 신체 컨디션에 상관없이 진료 가능

아주 중요합니다. 틀니의 가장 큰 장점이자 틀니가 영원히 사라지지 않을 이유입니다. 틀니는 보통 어르신들이 많이 하십니다. 어르신들 중에서는 몸이 약하신 분들이 많습니다. 물론 아무리 고령이라도 임플란트가 가능한 시대입니다만, 연세에 관계없이 골다공증 등의 질환으로 인해서 임플란트가 불가능한 경우도 있습니다. 하지만 어떤 경우에도 틀니는 가능합니다. 잇몸을 절개하거나 뼈를 깎는 등의 수술이 아니기 때문입니다. 파킨슨병으로 거동이 불편하신 경우에도 틀니가 가능합니다.

2) 임플란트에 비해 짧은 치료 기간

일반적으로 모든 단계를 차곡차곡 밟아서 진료를 한다면 틀니를 제작하는 데 약 한 달가량의 시간이 걸리게 됩니다. 하지만 기존 틀니가 있거나 치과의사가 조금 기술을 발휘해서 틀니 제작 과정을 줄인다면 한두 주만에 제작이 가능하기도 합니다. 짧게는 두 달에서 일 년 가까이 치료가 필요한 임플란트에 비하면 매우 짧은 치료 기간이라고 할 수 있겠습니다.

3) 저렴한 비용

보험 적용이 될 경우에는 압도적으로 저렴합니다. 보험 적용이 안 되더라도 임플란트로 수복하는 것보다는 훨씬 저렴합니다. 이 또한 강력한 장점입니다.

2. 틀니의 단점

1) 어쩔 수 없이 빠진다

틀니도 뼈가 좋을수록 편합니다. 하지만 틀니를 하시는 분들의 뼈가 좋은 경우는 많지 않습니다. 여러 가지 이유로 치아가 빠진 채로 방치되었던 분들이 많습니다. 이렇게 뼈가 약할 경우 틀니는 잘 빠집니다. 식사하시다가도 빠지고 말씀하시다가도 빠집니다. 누가 만들어도 마찬가지입니다. 많이 빠지고 덜 빠지고의 문제이지 안 빠지는 틀니는 없습니다. 이런 단점을 해결하고자 나타난 것이 임플란트 틀니입니다.

2) 오래 걸리는 적응 시간

틀니는 씹는 방식부터 자연 치아와는 다릅니다. 임플란트는 자연 치아를 복제한 것이지만, 틀니는 모든 것이 자연 치아와 다릅니다. 그렇기 때문에 틀니를 처음 쓰시는 분들이 처음부터 틀니를 편하게 사용하는 것은 불가능합니다. 처음에는 아프고 씹기 어렵습니다. 틀니에 적응하는 기간이 필요하며 꽤나 오랜 기간 연습을 하셔야 합니다.

3) 영원하지 않은 사용 기간

틀니는 제작 당시의 잇몸과 치아 상태에 맞춰서 만들어집니다. 하지만 인간의 모든 신체는 시간이 갈수록 변합니다. 외모도 변하듯이 구강 내 상태도 변합니다. 뼈도 변하고 남아 있는 치아의 상태도 변합니다. 그렇게 시간이 흐르면 결국 남는 것은 잘 맞지 않는 틀니입니다. 시간의 흐름을 반영하지 못하는 틀니의 태생적인 한계입니다.

4) 주기적인 병원 방문

만들기는 쉽지만 유지 보수하기 위해서 자주 병원을 방문해야 합니다.

5) 부분 틀니의 경우 치아 수명 단축

브릿지가 양옆 치아의 희생으로 죽은 치아를 살려 내는 것이라고 말씀드렸습니다. 부분 틀니도 마찬가지입니다. 결국 남아 있는 치아들이 전체 힘을 분담해야 하는 구조가 되기 때문에, 다른 치아들의 수명을 줄여 가며 없는 치아를 만들어 내는 치료입니다.

6) 번거로운 틀니 관리

주무실 때마다 빼서 흐르는 물에 잘 닦아 주셔야 합니다. 치약 등의 연마제를 사용하시면 안 됩니다. 매일 같이 이런 일을 하기는 사실 쉽지 않습니다.

7) 수리의 어려움

말실수를 했습니다. 이런 경우가 있는 것이 아니라 많습니다. 그리고 떨어진 틀니는 슬프게도 대부분 부러지거나 깨집니다. 그리고 부러지거나 깨진 틀니는 수리가 불가능한 경우가 많습니다. 이런 이유들로 브릿지의 경우와 마찬가지로, (단점이 장점보다 훨씬 많습니다.) 틀니보단 임플란트를 추천드립니다.

요약하자면 임플란트가 불가능한 경우를 제외하곤 모든 경우에 임플란트가 훨씬 좋습니다. 임플란트가 불가능하거나 임플란트로 인한 득보다 실이 많을 경우는 물론 틀니를 만들어 드립니다. 임플란트의 만족감을 100점으로 봤을 때 틀니의 만족감은 50점 미만입니다. 그럼에도 불구하고 틀니가 꼭 필요한 순간이 있기 때문에 틀니의 장점과 단점 또한 알아 두시면 큰 도움이 될 수 있을 것입니다.

임플란트 + 틀니 = 오버덴처

틀니는 꼈다 뺐다가 기본입니다. 그리고 많은 문제들이 여기서 발생합니다. 내가 끼고 싶을 때 끼고 빼고 싶을 때 뺄 수 있다면 큰 문제가 되지 않겠지만, 내가 빼고 싶지 않을 때, 빠지면 안 될 때 빠지면 큰 문제가 됩니다. 그런데 틀니는 식사할 때도 빠지고, 밥 먹을 때도 빠집니다. 그런 불편에도 불구하고 틀니라도 있어야 식사가 가능한 분들이 많습니다. 사실 틀니는 단점도 많지만 꽤나 유용한 치료입니다.

하지만 그 유용함을 잘 빠진다는 큰 단점 하나가 모두 덮어 버립니다. 안 빠지는 틀니는 없을까요? 그런 고민에 대한 대답이 바로 임플란트 틀니입니다. 임플란트 수술을 하고 그 임플란트에 틀니를 끼우는 것이 임플란트 틀니입니다.

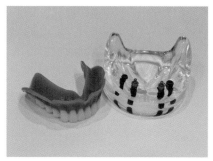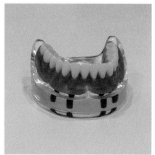

완전 틀니는 그저 잇몸에 얹어 두는 방식입니다. 임플란트 틀니의 경우 아래쪽에 임플란트를 심어 두고 틀니를 그 임플란트에 연결합니다. 연결되었으니 쉽게 빠지지 않습니다. 틀니의 가장 큰 단점인 빠진다는 것을 쉽게 보완 가능합니다.

1. 임플란트 틀니의 장점

1) 전체 치아 회복 가능

임플란트 틀니는 기본적으로 뼈의 상태 및 교합 양상에 따라 적게는 2개, 많게는 6개의 임플란트 기둥을 심고 사용합니다. 일반적으로 전체 임플란트를 하기 위해 필요한 임플란트의 개수보다 훨씬 더 적은 개수로 전체 치아를 회복할 수 있습니다. 적은 수의 임플란트 수술을 하기 때문에 조금은 덜 힘들겠죠.

2) 저렴한 비용

비용 또한 전체 임플란트보다 저렴합니다. 물론 별도의 틀니 제작 비용이 발생하지만 그럼에도 불구하고 전체 임플란트보다는 낮은 가격에 치료할 수 있습니다. (전체 임플란트보다 비싸면 찾는 사람이 거의 없겠죠.)

3) 어금니 뼈가 부족해도 치료 가능

치아가 빠진 채로 방치되면 뼈는 점점 얇아지고 약해집니다. 그러다 보면 수술을 할 수 없을 만큼의 뼈만 남는 경우도 있습니다. 이럴 경우 뼈가 그나마 괜찮고 수술이 가능한 몇 곳에만 임플란트를 심고 임플란트 틀니를 만드는 것은 아주 좋은 치료 방법입니다.

4) 편한 유지와 관리

어쨌든 틀니이기 때문에 빼고 싶을 때 뺄 수 있습니다. 꺼내서 닦을 수 있다는 점이, 꺼낼 수 없기 때문에 치실이나 워터픽 등을 이용해 열심히 관리해야 하는 임플란트에 비해서는 큰 강점이라 할 수 있겠습니다.

쉽디쉬운 임플란트 이야기

2. 임플란트 틀니의 단점

1) 불가능한 보험 적용

틀니는 만 65세 이상일 경우 보험이 가능합니다. 그렇기 때문에 실제로 발생하는 본인 부담금이 매우 저렴합니다. 하지만 임플란트 틀니는 보험 적용을 받을 수 없습니다. 그렇기 때문에 일반 틀니와 비교하면 비용이 훨씬 높아집니다. 전체 임플란트보단 저렴하지만 완전 틀니보다는 많이 비싼 것이 임플란트 틀니입니다.

2) 긴 치료 기간

임플란트도 해야 하고 틀니도 만들어야 합니다. 그렇기 때문에 임플란트의 치료 기간과 틀니의 치료 기간을 더한 만큼의 치료 기간이 필요합니다. (둘을 겹치게 해서 치료 기간을 줄이는 것이 의사가 할 일이겠지만 역시나 한계가 있습니다.) 짧은 치료 기간이 장점이었던 틀니에 비하자면 큰 단점이라 할 수 있습니다. 전체 임플란트와 비교해도 치료 기간에서는 강점이 없다 볼 수 있습니다.

3) 임플란트 틀니도 불가능한 경우

임플란트 수술이 동반된 틀니 치료이기 때문에 심한 골다공증 등의 이유로 임플란트가 불가능한 상황에 처한 분들은 당연히 임플란트 틀니도 할 수 없습니다. 사실 임플란트의 단점은 많은 부분 그대로 가져간다고 볼 수 있습니다. 임플란트를 100점, 브릿지는 80점, 틀니는 50점 미만의 치료라고 말씀드렸습니다. 제가 생각하는 임플란트 틀니는 65점 정도의 치료입니다. 분명히 최종 치료 결과는 임플란트보다 좋지 못합니다. 그럼에도 불구하고 위에서 언급했듯이, 부분적으로 임플란트 수술을 할 수 없는 뼈의 상태에서는 아주 좋은 치료 방법이 됩니다. 또한 적은 비용으로 꽤나 잘 씹을 수 있게 되는 치료 방법이기도 합니다.

따라서 내 치아 상태에 적합한 치료 방법을 고르려면, 의사의 조언을 따르는 것도 중요하지만 그 조언이 정말 나를 위한 것인지 알 능력도 필요합니다. 임플란트 틀니를 고민 중인 분들에게 큰 도움이 되기를 바랍니다.

임플란트 구성 요소와 구조 알아보기

임플란트라고 하면 막연하게 상당히 무서운 것, 복잡한 것, 접근하기 싫은 것으로 생각하시는 경우가 많습니다. 하지만 임플란트는 생각보다 상당히 심플합니다. 이게 복잡한 친구가 아니라는 것을 아는 것만으로도 임플란트에 대한 공포를 줄일 수 있지 않을까요? 그래서 같이 임플란트의 구조와 그 구성 요소에 대해서 알아보도록 하겠습니다.

임플란트는 그림처럼 생겼습니다. 크게 나눠 보자면 구성 요소 3가지, 그리고 연결 요소 2가지라고 볼 수 있습니다. 하나씩 살펴보도록 하겠습니다.

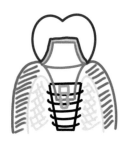

1. 임플란트의 구성 요소 3가지

1) 임플란트 픽스처

먼저 치아의 뿌리 역할을 하고 있는 임플란 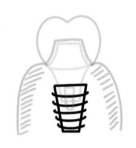 트 픽스처입니다. 인공 치근이라고도 합니다. 치아의 뿌리는 치아가 튼튼하게 역할할 수 있 도록 지지해 주는 일을 합니다. 마찬가지로 픽스처의 역할도 뼈와 튼튼하게 붙어서 힘을 잘 버티도록 해 주는 것입니다. 흔히 임플란트 수술을 한다는 의미는 이 임플란트 픽스처를 잇몸 뼈에 심는다는 것을 의미합니다.

2) 임플란트 크라운

다음은 치아의 머리 역할을 해 주는 임플란 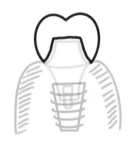 트 크라운입니다. 보철물입니다. 지르코니아, 금, PFM 등의 다양한 재료가 있지만 아무래도 지르코니아가 가장 대표적입니다. 치아의 머 리는 무슨 역할을 하나요. 맞습니다. 바로 음 식물을 씹는 역할을 합니다. 마찬가지로 임플란트 크라운도 음식물을 씹 는 역할을 하기 때문에 튼튼해야 하며 반대편에서 같이 물리는 치아와 잘 맞아야 하므로 그 형태가 적절해야 합니다.

3) 임플란트 어버트먼트

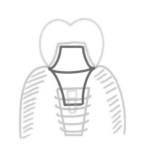

임플란트의 뿌리와 머리를 살펴보았습니다. 둘을 연결을 해야 하겠죠. 둘을 서로 이어주는 역할, 즉 임플란트의 목 역할을 하는 것이 어버트먼트입니다. 지대주라고도 합니다. 일반적으로는 환자분들의 구강 상태에 맞춰서 제작하는 커스텀 어버트먼트와 이미 만들어진 기성 어버트먼트가 있습니다. 커스텀 어버트먼트가 당연히 훨씬 좋겠죠.

2. 임플란트 연결 요소 2가지

1) 임플란트 스크류

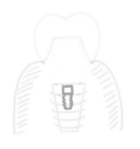

뿌리 역할을 하는 임플란트 픽스처와 목 역할을 하는 임플란트 어버트먼트를 연결하는 역할을 합니다. 이 작은 나사가 향후 임플란트를 사용하면서 가장 많은 문제를 일으키는 부분입니다. 이 부분에 대해서는 뒤에서 자세하게 다루도록 하겠습니다. 알아 두실 것은 이 나사가 별거 아닌 거 같아도 아주 중요하다는 것입니다. 또한 정품 나사와 정품이 아닌 나사가 있는데 전자의 경우 작은 나사 하나의 가격이 수만 원을 호가합니다. 당연히 품질 또한 전자가 좋습니다. 그렇다 보니 그로 인해 일어나는 합병증도 훨씬 줄어들겠죠. 나쁜 나사를 쓰면 고생합니다.

2) 임플란트 접착제

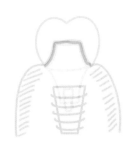

머리 역할을 하는 임플란트 크라운과 목 역할을 하는 임플란트 어버트먼트는 접착제로 붙입니다. 치과에서 사용하는 접착제는 그 종류가 상당히 다양합니다. 초기에는 약한 접착제를 사용하여 테스트 기간을 거칩니다. 이 과정에서는 크라운이 쉽게 빠질 수 있습니다. 뺄 수 있어야 수정이 가능하기 때문입니다. 테스트 기간을 거쳐 편안하고 좋다는 것이 확인되면 강력한 접착제로 단단하게 붙입니다.

이렇게 임플란트의 구조와 그 구성 요소에 대해서 알아보았습니다. 결국 임플란트는 나사와 접착제로 이루어진 작고 귀여운 친구라는 걸 아셨을 거라고 생각됩니다.

쉽디쉬운 임플란트 이야기

임플란트도 브랜드가 있다?

브랜드 없는 상품이라는 게 존재할까요? 저도 치과의 브랜딩을 위해 각고의 노력을 기울이고 있습니다. 임플란트도 마찬가지로 브랜드가 존재합니다. 임플란트가 브랜드? 수술에 브랜드가 있나?라는 생각이 드실 수 있습니다. 임플란트 브랜드는 정확하게는 임플란트 수술에 사용되는 임플란트 픽스처의 제작사를 이야기합니다.

이 까만 친구가 치아의 뿌리 역할을 해 주는 임플란트 픽스처입니다. 그리고 이 픽스처라는 기둥을 만드는 회사가 의외로?! 여러 군데가 있습니다. 국산과 외산으로 나눠 볼 수도 있겠습니다.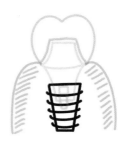

국산: 오스템, 덴티스, 메가젠, 네오, 디오, 포인트 등
외산: 스트라우만, 아스트라 등

몇 가지 자주 듣는 질문들에 대해서 대답해 보겠습니다.

Q. 임플란트 회사마다 차이가 많이 나나요?

네, 물론 임플란트 회사마다 임플란트의 품질, 저는 임플란트의 퍼포먼스라고 말씀드리는데 이런 부분에서 아직까지는 차이가 많이 납니다. 그렇다면 무엇을 임플란트의 퍼포먼스라고 말할 수 있을까요?

① 뼈와 튼튼하게 잘 붙는다.
② 뼈와 붙는 데 필요한 시간이 짧다.
③ 치료 후 임플란트의 생존 기간이 길다.
④ 임플란트의 미래를 예측할 만한 데이터가 많이 쌓여 있다.
⑤ 고난도 수술에 필요한 다양한 라인업이 구비되어 있다.

저는 이 정도를 임플란트의 퍼포먼스라고 생각합니다. 전체적으로 제작되고 있는 임플란트의 퀄리티가 많이 높아진 것은 사실입니다. 기대 이하의 퍼포먼스를 내던 임플란트들은 모두 사라졌다고 보셔도 됩니다. 결국 신생 업체를 제외하고 지금 살아남은 친구들은 모두 임플란트 좀 만드는 회사들입니다. 그렇기 때문에 대부분의 경우 좋은 퍼포먼스를 보여 줍니다. 하지만 수술하는 뼈의 상태가 안 좋고, 수술 환경이 열악해질수록 퍼포먼스의 차이가 드러나게 됩니다. 아무래도 상위 브랜드에 해당하는 제품들이 더 좋은 모습을 보여 줍니다. 말이 애매하죠. 정리해 드리겠습니다.

내 뼈가 일반적으로 보통 정도의 상태라면 어떤 임플란트를 심으셔도 크게 상관없습니다. 하지만 내 뼈가 많이 약하거나 염증이 심하거나 혹은 의사가 특히 짚어 주는 부분이 있다면 고가의 제품을 쓰는 것이 분명히 도움이 됩니다.

Q. 외산과 국산 임플란트는 차이가 많이 나나요?

외산이라도 무조건 좋을 리는 없겠죠. 저는 아무래도 한국인이 타기에는 포드보다는 현대차가 좋다고 생각합니다. (반박 시 여러분 의견이 맞습니다.) 하지만 세상에 어떤 누구도(돈이 충분하다면) 벤틀리보다 현대차가 더 좋다고 이야기할 수는 없습니다. 마찬가지입니다. 우리나라도 정식 수입되는 외산 임플란트는 그렇게 많지 않습니다. 하지만 세상에 임플란트 제작 업체는 어마어마하게 많습니다. 그중에 몇 가지만 추려서 우리나라에 들어온다는 것은 그만큼 경쟁력이 있다는 이야기겠죠. 실제로 국내 수입되는 임플란트들은 세계에서도 가장 퍼포먼스가 좋은 임플란트들입니다. 그야말로 롤스로이스, 벤틀리 이런 급에 해당하는 브랜드들입니다.

실제로 치과에 납품되는 픽스처의 가격은 외산과 국내산이 10배까지 차이가 나기도 합니다. 그러니 당연히 좋겠죠. 비싸다고 다 좋은 건 아니지만 사실 비싼 건 대부분 비싼 이유는 있습니다. 위에서 대답한 바와 연결하면 내 뼈가 약할수록 외산 임플란트의 가치가 빛을 발할 것입니다.

Q. 치과마다 구비된 임플란트 브랜드가 다 다르던데 이건 어떻게 정해지는 건가요?

아주 간단합니다. 우선 치과의사는 자신이 많이 써 본 임플란트에 손이 갑니다. 임플란트 '수술'이기 때문에 어쩔 수 없습니다. 그 결과를 직접 목격한 임플란트에 손이 갈 수밖에 없겠죠. 안 써 본 것은 저도 쓰기 좀 찜찜합니다.

둘째, 치과를 오픈할 때 찾아오는 영업사원과의 협상으로 정해집니다. 치과를 오픈하면 어떻게 아는지 정말 세상의 모든 임플란트 업체에서 찾아옵니다. 그리고 그들과의 잦은 미팅을 통해서 각 사의 장단점을 파악하고 가격대를 체크합니다. 그중에서 계약 조건이 가장 마음에 드는 2~3가지 업체를 선정합니다.

정말 별거 없죠. 내가 많이 써 본 거 쓰고, 또 내가 설득될 만한 이유가 있는 제품을 쓰고. 이게 다입니다. 사실 저도 위에 언급된 모든 임플란트를 사용해 보지는 않았습니다. 실망스러우신가요? 그런데 저는 반대로 생각합니다. 위에서 말씀드린 대로 임플란트 '수술'이기 때문에 의사는 수술 결과에 책임을 져야 합니다. 그런데 많은 임플란트를 써 봤다는 것, 대부분의 임플란트를 사용해 봤다는 것은 내가 결과도 모른 채로 마치 실험하듯 이것저것 사용해 봤다는 의미이기도 합니다. 의미 없는 행동은 아닐지도 모르겠으나 제 성격과는 맞지 않는 행동임은 확실합니다.

쉽디쉬운 임플란트 이야기

임플란트 브랜드와 라인업

임플란트에도 브랜드가 있다는 것을 이제 다들 아셨을 거라 생각합니다. 자동차 브랜드를 떠올린다면 어떤 브랜드가 생각나시나요? 저는 아무래도 BMW가 가장 먼저 떠오릅니다. 친구들과 대화를 해 봅시다.

"나 BMW 뽑았어."

이어지는 예상 질문은 무엇일까요? 당연히 "오, 뭐 뽑았는데?" 이거 아닐까요. BMW라는 브랜드에서도 1시리즈부터 8시리즈까지 정말 다양한 라인업이 있습니다. 그런데 BMW 3시리즈와 7시리즈는 사실 명백하게 차이 날 만큼 다른 차죠. 그저 같은 아이덴티티를 가진 같은 브랜드일 뿐 타깃도 주행 질감도 인테리어도 모두 완벽하게 다른 상품입니다. 그렇기 때문에 1억을 주고 BMW 3시리즈를 출고하는 사람은 없습니다.

하지만 임플란트의 경우는 얘기가 좀 다릅니다. 우리의 관심사인 임플란트로 돌아와 봅시다. 임플란트를 심었다고 지인에게 이야기하면, 어떤 임플란트를 심었느냐보다 아픈지 물어보는 질문이 먼저일 것입니다. 개중에 어떤 임플란트를 심었냐고 물어보시는 분이 있어도, 대답은 "오스템으로 심었어." 이 정도로 끝날 것입니다.

다시 한번 차 이야기와 겹쳐서 생각해 봅시다. 자동차 브랜드는 BMW, 현대, 기아 등이 있습니다. 임플란트 브랜드는 스트라우만, 오스템, 덴티스 등이 있습니다. 여러분이 오스템을 심기로 결정했다는 이야기는, 나는 현대차를 사기로 결정했어라는 이야기와 마찬가지입니다. 자동차 매장 가서 저 현대차 주세요라고 이야기하지는 않죠. 아반떼, 소나타, 그랜저 등은 전부 너무 다른 차입니다. 임플란트도 마찬가지입니다. 오스템 임플란트로 수술을 결정하셨더라도 아직 더 알아보셔야 하는 것이 있습니다. 바로 임플란트 브랜드 안에서 라인업을 보고 제품을 선택하시는 것입니다. 가장 대중적인 오스템을 예로 들자면 Sa, ca, ba, soi 네 가지의 라인업을 갖추고 있습니다. 왼쪽에서 오른쪽으로 갈수록 더 고가이고 더 퍼포먼스가 좋습니다.

하지만 이런 사실을 모르는 분들이 태반입니다. 이렇게 모델이 있는지조차 모르시는 게 보통입니다. 설령 내가 수술받은 임플란트의 모델을 아시더라도 그것이 저가의 라인업인지, 프리미엄 라인업인지 모르시는 경우가 대부분입니다. 그렇기 때문에 자동차 시장에서는 일어날 수 없는 일이 일어납니다.

똑같은 100만 원에 누구는 오스템 최상위 라인업인 SOI를 수술받고, 누

쉽디쉬운 임플란트 이야기

구는 가장 초기 모델인 오스템 SA를 수술받게 되는 일이 일어납니다.

다소 충격적으로 들리길 바랍니다. 그래야 이런 일을 당하지 않으실 테니까요. 제가 모든 브랜드의 모든 라인업을 설명해 드릴 수는 없습니다. 저도 안 써 봤거든요. 하지만 가장 잘 아는 오스템 임플란트를 예시로 설명드리도록 하겠습니다. 조금 더 자세한 이해를 위해서는 임플란트를 만드는 방법에 대해서 알아보면 좋습니다.

임플란트를 만들고 식립하면서 많은 연구가 이루어졌습니다. 그렇게 데이터가 쌓이다 보니 사람들은 임플란트의 표면이 임플란트의 퍼포먼스를 위해서 아주 중요하다는 것을 알게 되었습니다. 표면이 거친지, 매끄러운지에 따라 임플란트가 뼈와 결합하는 퍼포먼스가 달라진다는 것을 알게 됩니다. 표면에 어떤 물질을 첨가하느냐에 따라 또한 임플란트의 퍼포먼스가 달라진다는 것을 알게 됩니다. 한 줄 요약을 하자면 임플란트의 적당히 거친 표면에 뭔가 새로운 것들을 첨가하고 있는 것이 요즘 임플란트 픽스처의 트렌드입니다.

1. 오스템 SA 임플란트

SA는 Sand blasted with Alumina and Acid Etching의 약자입니다. 임플란트의 표면을 적당히 거칠게 만들기 위해서 모래로 흠집도 좀 내고 산에 부식도 시켜서 구멍도 좀 냅니다. 표면을 거칠게 만들기 위해서 다소 거친 고문들을 한 것입니다. 오래된 임플란트인 만큼 많은 데이터가 쌓여 있습니다. 안정성으로는 가장 검증된 임플란트입니다. 당연히 초기 모델이고 가장 단순한 모델이니 퍼포먼스적인 측면에서는 다소 부족합니다. 권장 치료 기간은 6~8주이며 적당히 튼튼한 뼈에 식립하기를 권장하고 있습니다.

2. 오스템 CA 임플란트

CA는 Calcium Sand blasted with Alumina and Acid Etching의 약자입니다. 자세히 뜯어 보면 사실 그냥 칼슘+SA입니다. 흔히 광고하는 칼슘 임플란트입니다. (조금 충격적이지 않나요? 아주 좋은 퍼포먼스를 자랑하는 최신의 임플란트처럼 광고하지만 사실은 프리미엄 라인업도 아닙니다. 이런 부분이 임플란트 알고 수술받아야 하는 이유 중 하나입니다.) 어쨌든 칼슘 수용액에 담가서 친수성과 젖음성을 증대시켰다고 말합니다. 그렇기 때문에 수술 시 혈액과 더 긴밀하게 들러붙어 향후 뼈의 생성을 유리하게 하는 기능을 합니다. 권장 치료 기간은 4~6주이며 SA보다는 뼈가 약한 곳에도 식립할 수 있지만 뼈가 너무 좋지 않은 곳에는 권장하지 않습니다. (아 제가 권장하지 않는다는 말이 아니라 오스템 측에서 그렇게 안내한다는 말입니다.) 조금 더 퍼포먼스가 좋아졌다고 볼 수 있겠습니다.

3. 오스템 BA 임플란트

BA는 Bio-Hydroxy Apatite의 약자입니다. Hydroxy Apatite는 뼈와 치아의 구성 요소인 수산화인회석입니다. 뼈와 치아의 구성 요소이자 골 형성 촉진 물질인 수산화인회석을 임플란트 표면에 코팅했으니 아무래도 좋은 작용을 하겠죠. 권장 치료 기간은 4~5주이며 어떤 뼈의 강도에도 사용할 수 있다고 권장합니다. 명백하게 나아진 퍼포먼스가 확인 가능하죠.

4. 오스템 SOI 임플란트

SOI는 Super OssteoIntegration의 약자입니다. 단순 번역으로 '뼈랑 아주 잘 붙음.'입니다. 혈병의 형성을 촉진시키는 물질을 코팅했다고 합니다. 그렇게 만들어진 혈병(피떡)은 골 형성 단백질의 부착을 유도한다고 합니다. 뭐 설명은 좋아 보이는데 실제 퍼포먼스는 얼마나 좋은지 보겠습니다. 권장 치료 기간은 무려 4주이며 어떤 뼈의 강도에서도 사용할 수 있다고 권장합니다. 각각의 라인업이 명백하게 다르다는 것을 아셨죠. 그리고 각각의 라인업의 퍼포먼스 또한 생각보다 많이 차이 난다는 것도 아셨을 거라 생각합니다.

오스템만 이럴까요? 그렇지 않습니다. 각 임플란트 브랜드는 각자의 라인업을 구축하고 있습니다. 그런데 사실 환자분들 입장에서는 각 브랜드와 각 모델의 장단점을 알기는 불가능에 가깝습니다. 저희 치과의사들에게도 사실 그 정보가 제한적으로 공개되기 때문입니다. 그래서 저는 임플란트 기둥을 골라 주는 것도 의사의 역할이어야 한다고 생각합니다. 환자분의 뼈가 좋은지 나쁜지는 수술하는 의사가 가장 잘 알 것이며, 뼈의 상태에 따라 적합한 임플란트가 다 다르기 때문입니다. 좋은 임플란트 치료를 받으시는 데 도움이 되기를 바랍니다.

임플란트와 눈탱이 피하기

내가 잘 모르는 것을 결정해야 할 때, 그리고 그 결정에 큰 비용이 따를 때, 선택은 언제나 어렵고 걱정되는 일입니다. 내가 잘 고른 것일까? 사기당하는 것 아닐까? 임플란트 치과를 고를 때 가장 신경 쓰이는 부분일 것입니다. 위에 두 조건에 모두 해당되는 상황이죠. 많은 분들이 임플란트에 대해서 잘 모르십니다. 그리고 대부분 임플란트 수술은 큰 비용과 시간이 필요합니다. 큰 비용과 시간이 들어가는 것은 제가 해결해 드릴 수 있는 부분이 아닙니다. 하지만 임플란트에 대해서 잘 몰라서 생기는 두려움은 해소해 드리겠습니다. 임플란트 상담 시 원장도, 상담실장도 알려 주지 않는 임플란트 디테일에 대해서 알려 드리겠습니다.

1. 임플란트 픽스처

임플란트 픽스처는 치아의 뿌리 역할을 해 주는 녀석입니다. 치과에서 임플란트 상담을 받으실 때 보통 다음과 같은 말씀을 들으실 것

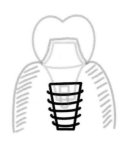

쉽디쉬운 임플란트 이야기

입니다.

"저희 치과에는 A 브랜드 임플란트와 B 브랜드 임플란트가 있습니다. A 임플란트는 00만 원, B 임플란트는 00만 원입니다."

조금 더 친절한 치과라면 다음과 같은 설명도 들으실 수 있습니다.

"A 임플란트는 이러한 부분에서 강점이 있고 B 임플란트는 저러한 부분에서 강점이 있습니다."

최고로 친절한 치과라면 다음과 같은 설명까지 할 것입니다.

"환자분의 뼈 상태를 고려하자면 A 임플란트를 더 추천드립니다."

이렇게 A 임플란트를 고르셨습니다. 만족스러우신가요? 그러면 안 됩니다. 여러분은 지금 임플란트를 만드는 회사를 골랐을 뿐입니다. 그 회사에서 어떤 제품을 사용할지는 선택하지 않으셨습니다. 한 회사에서 하나의 임플란트만 만들지 않습니다. 저렴한 보급형 임플란트부터 다소 비싼 프리미엄 임플란트까지 여러 등급이 있습니다. 그렇기 때문에 합리적인 소비자라면 다음과 같이 말씀하셔야 합니다.

"각 브랜드의 임플란트 라인업은 어떻게 되나요? 지금 사용하시는 게 어떤 제품이죠?"

같은 회사의 임플란트 픽스처도 공급 가격이 2배 가까이 차이 나기도 합니다. 그리고 그 퍼포먼스 또한 2배 이상 차이 나기도 합니다. 하지만 이렇게 회사만 고르고 제품을 고르지 않는다면, 2명이 똑같은 비용을 내고 수술을 받지만 한 명은 저가의 픽스처를, 한 명은 프리미엄 픽스처를 식립하는 경우가 생기겠죠. 문제는 바깥에도 보기엔 두 명 다 유명한 A사의 임플란트를 심은 것으로 보인다는 것입니다. 가장 중요한 부분입니다. 회사가 아닌 제품을 꼭 물어보셔야 합니다.

2. 임플란트 크라운

임플란트의 머리 역할을 하는 크라운입니다. 임플란트 머리는 지르코니아 크라운, PFM 크라운, 골드 크라운 등이 있으나 사실상 지르코니아 크라운이 천하를 통일하는 형세입니다. 일반적으로 상담 시에는 다음과 같은 말을 들으실 수 있습니다.

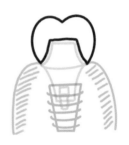

"저희 치과에서는 주로 지르코니아로 만든 크라운을 사용합니다."

그럼 우리는 지르코니아 크라운에 대해서 조금 더 알아보도록 하죠. 지르코니아 크라운은 지우개처럼 생긴 지르코니아 블록을 깎아서 만듭니다. 그렇기 때문에 지르코니아 크라운의 퀄리티는 다음 세 가지 요소에 의해서 결정됩니다.

① 지르코니아 블록의 퀄리티

② 크라운을 디자인하는 사람의 실력

③ 크라운을 깎는 기계의 퀄리티

이런 3가지 요소 중에 ②, ③은 사실 확인하기가 힘듭니다. 지르코니아 크라운을 원장님이 직접 디자인하는지 물어볼 수는 있지만 전혀 일반적이지 않은 질문입니다. 그리고 어떤 기계를 사용하는지도 묻기 어려운 질문이죠. 들어도 알기 힘들기 때문입니다. 하지만 간단하게 체크할 수 있는 부분이 있습니다. 바로 지르코니아 블록에 관한 부분입니다. 국내에 유통되는 많은 지르코니아 블록이 중국산이라는 것을 아시나요? 지르코니아 블록에는 국내산 블록도 있고 독일 등 유럽에서 수입되는 외산 블록들도 있습니다. 당연히 중국산 블록과 외산 블록의 퀄리티 및 가격은 엄청나게 차이가 납니다. 이 정도 질문은 간단하게 할 수 있습니다.

"치과에서 어떤 지르코니아 블록을 사용하시나요?"

좋은 요리는 좋은 재료로 만들어야 하듯, 좋은 임플란트도 좋은 재료로 만들어야 합니다.

3. 임플란트 어버트먼트

임플란트 픽스처와 임플란트 크라운을 연결해 주는 목 역할을 담당하는 임플란트 어버트먼트입니다. 어버트먼트는 크게 환자분들의 구강 상태에 맞춰 제작하는 커스텀 어버트먼트와 이미 제작된 기성 어버트먼트가 있습니다. 둘 중에 비교하면 당연히 커스텀 어버트먼트가 훨씬 좋습니다. 이 또한 커스텀 어버트먼트가 세상을 지배하는 형세입니다. 일반적인 치과 상담 시 다음과 같은 설명을 들으실 수 있습니다.

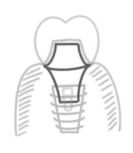

"어버트먼트는 커스텀과 기성이 있는데 저희 치과는 커스텀으로 환자분들에 맞게 맞춤 제작해 드려요."

안 그런 치과 찾기가 오히려 힘듭니다. 커스텀 어버트먼트를 안 쓰는 치과를 찾아주시면 한 치과당 백만 원씩 드리겠습니다. (임플란트를 아예 안 하는 치과를 찾아오시면 안 됩니다.) 커스텀 어버트먼트를 선택해서 만족하시나요? 커스텀 어버트먼트도 그 퀄리티가 천차만별입니다. 이때 어떤 환봉을 사용하는지, 어떤 기계를 사용하는지도 퀄리티에 영향을 주지만 이 또한 환자분들 입장에서는 알아내기가 불가능한 정보입니다. 하지만 이거 하나 체크하시면 좋을 것 같습니다. 원장님이 어버트먼트 디자인 제작에 참여하시는지입니다. 아무리 능력 있는 기공소가 있더라도 임플란트를 직접 수술한 사람보다 잇몸 상태를 잘 알지 못합니다. 그렇기 때문에 원장님이 직접 디자인에 참여하는 것은 퀄리티를 수직 상승시키는 일입니다.

쉽디쉬운 임플란트 이야기

4. 임플란트 스크류

마지막으로 임플란트 어버트먼트와 임플란 트 픽스처를 연결하는 작은 나사, 임플란트 스 크류입니다. 치과에서는 스크류에 대한 설명 은 '전혀' 들으실 수 없으실 것입니다. 그나마 임플란트 수술 후 나타날 수 있는 합병증에 대 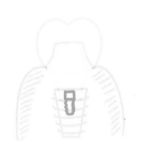 한 이야기에 풀릴 수 있다고 잠깐 등장할 뿐입니다. 하지만 이 작은 나사 는 앞으로 임플란트를 사용하면서 여러분을 가장 귀찮게 할 수 있는 잠 재력을 가지고 있습니다. 낮은 퀄리티의 나사를 사용하는 것은 임플란트 나사의 잦은 풀림으로 인한 흔들림에서부터 심한 경우 임플란트 나사의 부러짐, 임플란트 픽스처의 찢어짐까지 유발합니다. 임플란트 나사는 크 게 두 가지로 구별 가능합니다.

① 임플란트 픽스처 회사에서 제공하는 스크류= 정품 스크류
② 임플란트 어버트먼트 제작하는 곳에서 만들어 오는 스크류

둘 중에 어느 것이 품질이 더 좋을지는 노코멘트하겠습니다. 조금 과하 다는 느낌도 있지만 "임플란트 나사는 어떤 걸 사용하세요?"라고 물어본 다면 아마 치과에서도 긴장 바짝 하고 더욱 신경 써서 진료해 주지 않을 까요. 사실 많은 치과에서 이런 것들을 묻지 않아도 최선을 다해서 수술 을 할 것입니다. 하지만 영 불안하다면 이런 것들을 한 번 체크해 보면 최 소한 사기에 해당하는 그런 일들은 피할 수 있을 것입니다.

저수가 임플란트의 위험성

　세상에 싸고 좋은 것이 있을까요? 한때 값싸고 기능은 좋아 '보이는' 제품들이 페이스북 광고를 통해서 불티나게 팔리던 시기가 있었습니다. 하지만 그 결과는 믿고 거르는 페이스북 광고가 되어 버렸죠. 제 생각에 세상에 싸고 좋은 것은 없습니다. 싸면 싼 이유가 있고 비싸면 비싼 이유가 있습니다. (물론 비싼 것이 다 제값을 하는 것 또한 아닙니다.) 무턱대고 싼 임플란트가 위험하다고 주장하면 제가 이상한 사람이겠죠. 저렴한 임플란트가 위험한 이유에 대해서 이야기해 보도록 하겠습니다. 저렴한 가격을 무기로 삼는 업체는 그 업체가 무엇을 팔든지 간에 다음과 같은 방식으로 돈을 법니다.

(판매 가격-비용)×판매량 = 버는 돈

　돈을 많이 벌기 위해서는 (판매 가격-비용)을 키우거나 판매량을 키워야 합니다. 저렴한 가격을 무기로 삼았기 때문에 판매 가격이 낮아진 상태입니다. 그 상황에서 (판매 가격-비용)을 크게 하려면 비용을 낮추는

　　　　　　　　　　　쉽디쉬운 임플란트 이야기

수밖에 없겠죠. 하지만 판매 가격이 줄어든 만큼 비용을 줄이기는 거의 불가능에 가까운 일입니다. 결국 판매량을 늘리는 데 주안점을 둘 수밖에 없습니다. 우리는 이런 판매 방식을 박리다매라고 합니다. 여기서 두 가지 문제점이 여실히 드러납니다.

1. 비용 절감의 문제

제목부터 너무 슬픕니다. 사람 몸에 수술을 하는 것인데 비용을 절감해야 합니다. 좋은 요리, 몸에 좋은 요리는 기본적으로 좋은 재료로 만들어집니다. 좋지 않은 재료로 몸에 좋고 맛있는 요리를 만들 수는 없습니다. 맛있는 요리라면 조미료로 가능하겠으나 좋은 요리라고 할 수는 없겠죠. 임플란트 또한 마찬가지입니다. 좋은 임플란트를 위해서는 의사의 실력도 중요하지만 좋은 임플란트 재료를 사용하는 것도 매우 중요합니다. 사람 몸에 들어가는 것은 특히나 더 좋은 재료를 사용해야 하지 않을까요.

1) 픽스처

한 사람은 100만 원에 오스템 임플란트 수술을 받았고, 다른 사람은 80만 원에 오스템 임플란트 수술을 받았습니다. 더 저렴하게 수술한 뒷사람이 현명한 소비자일까요? 물론 가장 중요한 것은 의사의 실력이기 때문에 누가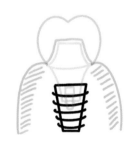

더 좋은 수술을 받은 것인지는 알 수 없습니다. 하지만 오스템 임플란트에도 여러 가지 등급의 제품이 있다는 것을 고려해야 합니다. 100만 원에 수술한 환자는 오스템 임플란트에서 가장 최신의 프리미엄 픽스처인 SOI를 수술했을 가능성이 큽니다. 80만 원에 수술한 환자는 오스템 임플란트에서 가장 오래되고 저가의 라인업인 SA를 수술했을 가능성이 큽니다. 참고로 두 픽스처의 단가는 2배 가까이 차이가 나며 퍼포먼스 또한 2배 가까이 차이가 납니다. 가격이 낮다는 것은 당연히 그만큼 원가를 절감했다는 이야기입니다.

2) 크라운

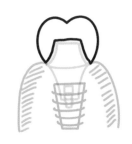

지르코니아 크라운의 경우 지르코니아 블록을 깎아서 제작합니다. 이때 지르코니아 블록은 유럽산부터 중국산까지 그 종류가 매우 다양합니다. 물론 가격과 퀄리티 또한 매우 차이가 날 것을 예측할 수 있겠죠. 치아 색깔과 같고 튼튼한 지르코니아 크라운을 사용한다고 끝난 게 아닙니다. 그 지르코니아도 어떤 지르코니아 블록을 사용하느냐에 따라 강도와 심미성에 큰 차이가 납니다. 저렴한 임플란트에서는 좋은 지르코니아 블록을 사용할 만한 회계적인 여유가 없습니다. 하지만 많은 환자분들은 '지르코니아'라는 단어에 가려진 진실을 알아볼 방법이 없습니다. 그렇기 때문에 저수가 임플란트를 더욱 경계하셔야 합니다.

골드 크라운 또한 마찬가지입니다. 저렴한 골드 크라운을 제작하는 것으로 유명했던 한 치과는 금 함량이 기준에 미달하는 합금을 사용하여 적발된 사례가 있습니다. 저렴한 곳에는 항상 무언가가 결여됩니다. 그 무언가가 여러분들이 알 수 없도록 숨겨 겉으로 티가 나지 않을 뿐입니다.

3) 어버트먼트

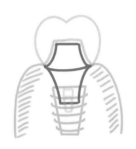

어버트먼트는 기성 어버트먼트와 커스텀 어버트먼트로 나뉩니다. 이미 만들어진 기성 어버트먼트보다는 환자의 상태에 맞춰서 제작하는 커스텀 어버트먼트가 당연히 더 좋습니다. 하지만 커스텀 어버트먼트도 그 퀄리티가 다양합니다. 많은 치과에서 어버트먼트를 가장 저렴하게 제공하는 기공소를 찾아다닙니다. 여기서도 진리는 적용됩니다. 값싸고 좋은 것은 없습니다.

4) 스크류

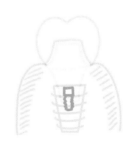

임플란트의 마지막 구성 요소인 작은 스크류. 정품 스크류의 경우 이 작은 것이 수만 원을 호가합니다. 정품 스크류가 아닌, 어버트먼트 제작 회사에서 만든 정품이 아닌 스크류를 사용하는 경우가 많습니다. 당연히 훨씬 더 저렴합니다. 그리고 저렴한 만큼 강도가 보장되지 않습니다. 잘 풀리고 잘 부러지고, 향후 많은 문제를 만들어 낼 가능성이 높아집니다.

2. 판매량을 늘려야 하는 문제

일반적인 경우라면 판매량을 늘리는 것이 큰 문제가 되지 않습니다. 오히려 판매량이 늘어난다면 아주 큰 장점들이 생깁니다. 공장이라면 여러 개를 한 번에 많이 찍어 내면서 판매 단가를 낮출 수 있습니다. 식당이라면 찌개를 한 번에 많이 끓이는 것이 재료비는 낮추면서 요리의 본질을 해치지 않습니다. 공장이나 식당은 근본적으로 대량 생산을 위한 시스템을 갖출 수 있습니다.

하지만 의료 서비스는 다릅니다. 아주 다릅니다. 의료 서비스의 주체는 결국 의사입니다. 의사가 없으면 의료 서비스를 제공할 수 없습니다. 그리고 의료 서비스의 제공은 의사의 정신력과 체력을 갉아먹습니다. 의사의 정신력과 체력이 떨어지면 의료 서비스의 퀄리티도 떨어질 수밖에 없습니다. 애초에 의료 서비스는 대량 생산과는 상극인 것입니다. 임플란트를 공장처럼 찍어 내는 병원들이 있습니다. 그런 살인적인 스케줄을 소화하기 위해서는 의사들이 할 수 있는 일은 하나뿐입니다. 환자에게 들이는 공을 줄이는 것입니다. 결국 정신없이 빠르게 수술을 하고 수술 결과가 마음에 들지 않는 부분이 있더라도 그냥 넘어갈 수밖에 없는 구조가 되는 것입니다.

저희는 그런 게 너무나도 싫습니다. 저희 치과에서 수술을 하기로 결정하신 환자분이라면 저희가 최선을 다할 의무가 있다고 생각합니다. 저희 외과 원장님들도 저희의 이런 뜻에 동의해서 기존 직장에서 저희 치과로 와 주신 경우입니다. 가끔 이렇게 말하는 원장님도 계십니다.

"우리 치과는 임플란트 식립을 너무 많이 하기 때문에 임플란트 제공 업체와의 협상력을 갖추고 있습니다. 그래서 다른 치과보다 저렴하게 임플란트 픽스처를 공급받습니다. 그래서 저렴한 임플란트 수술이 가능합니다."

라고 말씀하시는 원장님들은 솔직해지시길 바랍니다. 임플란트 회사와의 협상력이라면 저희 치과도 어디 가서 빠지지 않습니다. 하지만 그렇게 저렴하게 제공받는 픽스처 가격은 몇십만 원의 가격 파괴를 하게 만들 만큼 저렴하지 않습니다. 제가 잘 압니다. 결국 다른 부분이 희생당할 수밖에 없는 구조입니다.

3. 지속적인 유지가 불가능한 문제

가격을 유일한 무기로 삼고(그만큼의 퀄리티 저하는 감수하더라도) 타 치과와의 전투에서 이기기 위해 가격 경쟁을 하는 경우가 많습니다. 이런 구조는 결국 생산성 악화로 이어집니다. 매출과 비용에 대한 정확한 계산을 통한 가격 파괴가 아닌, 감정적이고 감성적인 가격 파괴는 병원의 이윤 또한 파괴합니다. 그렇게 열심히 일하고 돈을 번 것 같지만 남는 것은 없고 부채만 잔뜩 남은 상황을 마주하게 됩니다. 남들 눈에는 매우 잘 되는 치과이지만 현실은 서서히 말라 가고 있는 것입니다. 그런 병원에서 남는 선택은 폐업과 야반도주뿐입니다.

 말이 심한 것 같나요? 치과 폐업에 대한 뉴스를 검색해 보시면 얼마나 많은 치과가 경영난을 견디지 못하고 폐업을 하는지 알 수 있습니다. 저 수가의 임플란트로는 좋지 않은 재료, 좋지 못한 수술을 할 수밖에 없다는 것을 위에서 말씀드렸습니다. 그럼 탈이 날 확률이 높아지겠죠. 그런데 그 병원이 없어질, 없어졌을 가능성 또한 높아집니다. 탈이 나도 어디가서 치료를 할 곳도 하소연을 할 곳도 없습니다. 다른 치과에 가도 타 치과에서 한 진료를 손대려 하는 곳이 잘 없습니다. 다른 곳보다 더 저렴한 가격에 선택한 임플란트의 최후입니다. 다소 무거운 주제이지만 현실적으로 말씀드려 봤습니다.

 저는 의사이기도 하지만 한 집안의 가장이기도 합니다. 너는 왜 이 일을 하니? 물론 저도 돈을 벌기 위해서 합니다. 하지만 돈을 제대로 벌기 위해서 합니다. 고객을 속이고 남들과 의미 없는 경쟁을 하면서 돈을 벌지 않습니다. 제대로 된 의료 서비스를 정말 필요한 분들에게 잘 전달하면서 제가 받는 돈 이상의 가치를 제공하여 돈을 벌고자 합니다. 그게 저희 치과의 비전과도 연결됩니다. 치과 경험의 혁신을 위한 헌신. 무섭고 불편한 치과 경험을 혁신해서 치과 치료에 대한 접근성을 높이고 치과 치료가 좋은 기억으로 남게 하고자 합니다. 남들이 신경 쓰지 않는 부분까지 신경 써야 이룰 수 있는 목표입니다. 비전 이야기만 하면 말이 많아집니다. 아무튼 뜬금없을 만큼의 저가 임플란트는 위험할 확률이 아주 높습니다. 어떤 임플란트를 고를지 선택은 여러분이 하셔야 합니다.

임플란트 수술 과정 알아보기

　무서워 보이는 임플란트 수술. 때로는 모르는 게 약이 될 수도 있지만 아는 것은 힘이 되는 경우가 더 많습니다. 임플란트 수술 과정도 알아보면 생각보다 아주 단순합니다. 그 단순한 과정을 더 단순하게 풀어서 설명해 보겠습니다. 무절개 임플란트나 네비게이션 임플란트, 원데이 임플란트 등에 대한 설명은 뒤로 조금 미루고, 가장 일반적인 통상의 임플란트 수술 과정에 대해서 설명드리겠습니다. 임플란트의 수술 과정은 4가지만 기억하시면 됩니다.

① 째다
② 뚫다
③ 심다
④ 꿰매다

　벌써 간단하죠.

1. 째다

수술을 하려면 수술할 곳을 봐야 하겠죠. 그리고 임플란트 수술은 임플란트 픽스처를 뼈에다가 심는 것입니다. 그렇기 때문에 우리는 뼈를 볼 수 있어야 합니다. 그런데 뼈를 보자니 잇몸 살이 뼈를 덮고 있습니다. 그렇다면 잇몸살을 치워 줘야죠. 잇몸을 절개하고 벗겨 냅니다. (말이 잔인하지만 실제로 그렇게 잔인하지 않습니다.) 귀여운 그림으로 표현해 보면 다음과 같습니다.

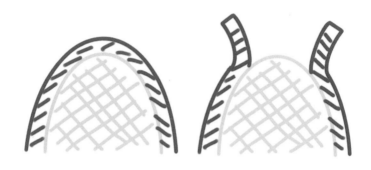

살색으로 표현한 것은 잇몸 뼈입니다. 빨간색으로 표현한 것은 잇몸 살입니다. 잇몸 뼈를 보기 위해 잇몸살을 절개한 후 걷어 낸 모습입니다. 이렇게 뼈를 보이게 만들어 놓는 것이 1단계입니다. 여기선 간단하게 표현했지만 수술 부위가 잘 보이도록 절개 박리하는 것이 곧 수술 실력입니다. 또한 수술 후 환자분이 불편하지 않도록 필요한 만큼만 가능한 작게 절개 박리하는 것도 수술 실력입니다. 시작이 반이죠. 아주 중요한 과정입니다.

2. 뚫다

임플란트 기둥, 픽스처를 뼈에 심으려면 심을 자리를 만들어야 합니다. 그러기 위해서 뼈에다가 구멍을 뚫는 절차가 필요합니다. 이 과정은 많은 분들이 가장 기겁하시는 단어가 되겠습니다. 하지만 이 과정은 마취가 잘되었다면 절대 아프지 않습니다.

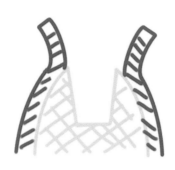

구멍을 뚫었습니다. 작은 구멍부터 시작해서 차차 우리에게 필요한 너비까지 넓혀 나갑니다. 이제 뼈에 임플란트 픽스처를 심을 준비가 다 된 것입니다.

3. 심다

우리의 목적이죠. 임플란트 기둥을 심어 줍니다.

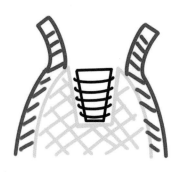

임플란트 기둥을 뼈에 파 둔 구멍에 끼워 둔다는 표현이 더 적합하겠습니다. 처음에 임플란트 기둥이 들어가게 되면 임플란트 기둥은 뼈와 붙어 있는 것이 아니라 끼어 있게 됩니다. 그리고 수개월의 시간 동안 끼어 있는 상태에서 뼈와 붙어 있는 상태로 변하게 됩니다. 혹시나 뼈 이식이 필요하다면 이 과정에서 같이 진행됩니다. 뼈 이식도 잇몸 뼈가 보여야 가능하겠죠.

4. 꿰매다

수술을 하기 위해 잇몸을 열었으면 다시 닫아 줘야 합니다. 잇몸을 봉합하는 과정이 필요합니다. 이때 2가지의 방법이 있습니다. 3단계 심다에서 임플란트 기둥을 뼈에 끼워 둔다고 말씀드렸습니다. 그런데 임플란트 기둥을 끼워 두는 뼈가 양도 많고 튼튼할 수도 있고, 양도 적고 무를 수도 있습니다. 전자의 경우라면 뼈에 단단하게 끼어 있게 될 것이고(따라서 혀로 건드려도 위치가 바뀌거나 돌아가지 않을 것입니다.) 후자의 경우라면 뼈에 간신히 얹혀 있게 될 것입니다. (따라서 혀로 건드린다면

쉽디쉬운 임플란트 이야기

움직일 수도 있겠습니다.) 그래서 뼈가 좋고 단단한 경우에는 힐링 어버트먼트(치유 지대주)라는 것을 임플란트 기둥에 끼워서 수술을 마무리합니다.

힐링 어버트먼트는 향후 임플란트 기둥과 머리가 연결되도록 내부와 외부의 통로를 확보해 주며 주변으로 잇몸이 잘 아물도록 하는 역할을 합니다. 힐링 어버트먼트를 끼면 이 힐링 어버트먼트가 잇몸 밖으로 나오게 됩니다. 임플란트 수술을 했는데 혀로 만져 보니 뭐가 느껴진다. 바로 이 힐링 어버트먼트입니다.

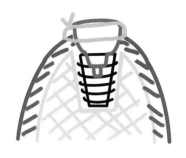

뼈가 나쁘고 무른 경우에는 커버 스크류라는 것을 임플란트 기둥에 끼워서 수술을 마무리하게 됩니다. 뼈가 나쁘고 무를 때는 힐링 어버트먼트를 껴두면 외부로부터의 자극을 임플란트 기둥이 버티지 못하고 탈이 날 것이기 때문입니다. 커버 스크류가 들어간 임플란트 기둥은 잇몸을 덮어서 숨겨지게 됩니다. 혀나 음식물과의 접촉을 차단하는 것입니다. 하지만 나중에 머리가 연결되려면 또 구멍이 있어야 하겠죠. 그래서 2차 수술이라는 것이 추가적으로 필요하게 됩니다. (2차 수술은 결국 커버 스크류를 힐링 어버트먼트로 바꾸는 작업니다.)

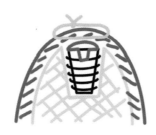

임플란트 수술을 했는데 아무것도 만져지지 않는다. 임플란트 사기를 당한 것일까요? 아닙니다. 바로 이 커버 스크류로 잠가서 잇몸 속에 숨겨 둔 것입니다. 이렇게 꿰매고 잇몸뼈의 상태에 따라 1달~6달 정도 기다린 후 본을 뜨고 임플란트 머리가 들어가게 됩니다. 복습해 보겠습니다.

① 째다
② 뚫다
③ 심다
④ 꿰매다

간단합니다.

임플란트 치료 단계와 소요 기간

임플란트 수술을 결정할 때 가장 많이 물어보시는 질문은 다음 2가지입니다.

① 아플까요?
② 비용이 얼마나 들까요?

통증과 비용은 누구에게나 무섭고 무겁게 다가오기 마련입니다. 하지만 가끔 이 두 가지 질문보다 훨씬 더 높은 우선순위로 나오는 질문이 있습니다.

"치료하는 데 얼마나 걸릴까요?"

외국에서 잠시 한국에 들어오시는 분들이 특히 많이 찾아 주십니다. 몇 달 있다가 외국에 다시 나가야 하는 경우라면 돈이나 통증보다도 치료 기간이 훨씬 중요해집니다. 정해진 기간 안에 치료가 끝나야만 의미가 있

겠죠. 그래서 임플란트의 치료 순서와 소요되는 기간에 대해서 알아보도
록 하겠습니다.

1. 임플란트 수술을 위한 준비 기간

많은 분들이 모르고 계시는 기간입니다. 그리고 임플란트 치료가 오래
걸리게 만드는 주범이기도 합니다. 임플란트 수술을 하려면 수술할 자리
가 수술하기에 적합한 상태가 되어 있어야 합니다. 예를 들자면 치아가
너무 아파서 치아를 뽑으러 왔는데, 치아 주변으로 뼈가 지나치게 많이
녹아 있다면 치아를 뽑고 염증이 사라지고 뼈가 회복될 때까지 기다려야
합니다. 이런 과정을 임플란트 수술을 위한 준비 과정이라고 할 수 있습
니다.

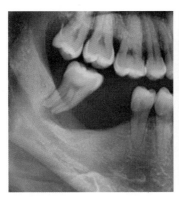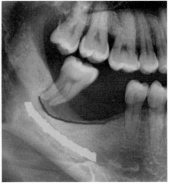

치아 주변으로 뼈를 녹이고 있는 나쁜 치아를 방치하면 위 사진처럼 됩
니다. 빨간색이 녹고 남은 뼈이고, 노란색이 그 밑으로 지나가는 커다란

쉽디쉬운 임플란트 이야기

신경관입니다. 남은 뼈가 거의 없기 때문에 바로 임플란트 수술을 하는 것은 불가능합니다. 이럴 경우 준비 기간이 길어집니다.

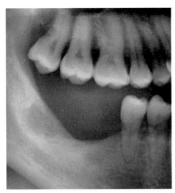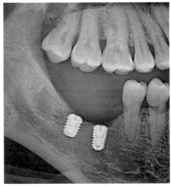

6개월가량 기다려서 뼈의 회복을 기다린 후 수술을 진행합니다. 이 경우 임플란트 준비 기간이 6개월이 되겠죠.

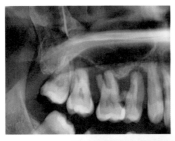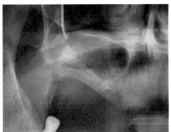

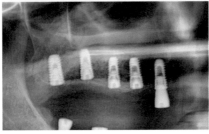

비슷한 경우로 위턱뼈입니다. 이때도 뽑고 6개월가량 기다립니다. 뼈가 점차 회복되고 수술을 할 수 있게 됩니다. 이때 수술의 준비 기간은 치아 주변 잇몸 뼈의 상태에 따라 달라집니다. 염증을 방치해서 잇몸뼈가 많이 녹아 있을수록 수술을 위한 준비 기간이 길어지게 됩니다. 물론 수술 준비 기간이 필요하지 않은 경우가 훨씬 더 많습니다.

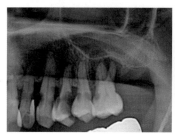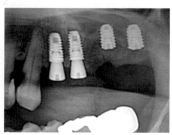

주변으로 잇몸뼈가 녹지 않을 경우 치아를 뽑으면서 바로 임플란트를 심을 수 있습니다. 또한 염증으로 인해 주변으로 잇몸 뼈가 녹았더라도 임플란트를 바로 심을 만하면 굳이 기다릴 필요가 없겠죠.

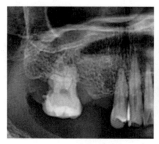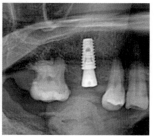

이렇게 치아를 뽑은 지 오래된 자리는 당연히 기다릴 필요가 없습니다.

쉽디쉬운 임플란트 이야기

바로 수술하시면 됩니다. 정리해 보자면 임플란트 수술을 위한 준비 기간은 치아의 상태에 따라서 0~6개월이라고 생각하시면 되겠습니다.

2. 임플란트 수술 기간

임플란트 수술은 오래 걸리지 않습니다. 특히 수술 부위가 작다면 하루에 모든 수술이 끝나게 됩니다. 하지만 수술 부위가 크고 수술받는 것을 걱정하고 힘들어하시는 분이라면, 수술을 나눠서 진행하게 됩니다. 전체 임플란트를 진행하는 경우 모든 임플란트를 하루에 심을 수도 있으나, 일반적으로는 오른쪽, 왼쪽으로 나눠서 진행하게 됩니다. 그리고 수술을 많이 힘들어하고 두려워하시는 분들, 혹은 수술이 매우 복잡하고 어려운 경우는 오른쪽 위, 오른쪽 아래, 왼쪽 위, 왼쪽 아래 이렇게 4부위로 나눠서 진행하기도 합니다. 먼저 수술한 곳의 잇몸이 적당히 아물고 다음 수술을 해야 덜 불편하시겠죠.

일반적으로 2주 후에 실밥을 푸시게 됩니다. 경우에 따라서 잇몸을 절개하지 않았다면 실밥을 묶을 필요가 없을 것이고 수술 부위의 염증이 심했다면 3주 있다가 실밥을 풀기도 합니다. 전체 임플란트를 진행하는 경우 모든 임플란트를 하루에 심을 수도 있으나, 이 경우 하루면 수술이 끝나게 됩니다. 일반적으로는 오른쪽, 왼쪽으로 나눠서 진행하게 됩니다. 한쪽 수술 후 2주 있다가 반대쪽 수술을 하게 됩니다. 그러니 수술에 2주가 걸린다고 생각하시면 됩니다. 그리고 수술을 많이 힘들어하고 두려워하시는 분들, 혹은 수술이 매우 복잡하고 어려운 경우는 오른쪽 위, 오른쪽 아래, 왼쪽 위, 왼쪽 아래 이렇게 4부위로 나눠서 진행하기도 합니다. 한쪽 수술 후 2주 있다가 다음 수술을 하게 됩니다. 그러니 수술이 끝날 때까지 6주가 소요됩니다. 요약해 보면 수술 기간은 하루에서 6주까지 걸릴 수 있습니다.

3. 임플란트 뼈랑 붙기까지 기다리는 기간

임플란트 수술을 했다는 것은 뼈에 구멍을 뚫고 임플란트를 끼워 둔 것입니다. 임플란트는 단지 뼈에 끼워진 것이지 뼈와 붙은 상태는 아닙니다. 이 상태에서 시간이 흐르면 뼈와 임플란트 한 몸처럼 붙게 됩니다. 일반적으로 아래턱의 경우는 2달이면 안전하게 뼈와 임플란트가 붙게 됩니다. (뼈가 매우 좋고 좋은 임플란트를 사용한 경우 4주까지 단축이 가능합니다.) 물론 아래턱도 뼈가 많이 무르다면 3달 이상 기다리기도 합니다. 위턱의 경우 아래턱보다 뼈가 무르기 때문에 3달 정도가 소요됩니다. 위턱인데 뼈가 매우 얇아 상악동 거상술을 했다면 6달 정도가 소요됩니다. 하지만 뼈의 상태에 따라 너무너무 무른 뼈에서는 9달까지 기다리기도 합니다. 요약해 보면 수술 후 기다리는 기간은 1달에서 9달까지 걸릴 수 있습니다. (수술 당일 머리가 올라가서 식사가 가능한 원데이 임플란트도 있습니다. 하지만 하루 만에 식사가 가능한 것이지 치료가 마무리되는 것은 아니기 때문에 지금은 다루지 않겠습니다.)

쉽디쉬운 임플란트 이야기

4. 임플란트를 사용하면서 연습하는 기간

치아가 없다가 임플란트가 들어가게 되면 여러 가지 면에서 적응이 필요합니다. 씹는 방식도 달라질 것이고 그동안 쉬던 턱 근육도 힘을 주기 어색할 것입니다. 저는 휠체어를 타다가 이제 막 걷기 시작하는 단계라고 설명드립니다. 처음부터 뛰어다닌다면 당연히 쉽지 않고 통증이 발생할 것이며 심한 경우 다시 수술을 해야 할지도 모릅니다. 그렇기 때문에 처음에는 적응 기간이 필요합니다. 단단한 지르코니아 치아가 아닌 부드러운 레진 치아(임시 치아입니다.)를 낀 채로 이것저것 식사하시면서 연습하는 기간을 가집니다. 이런 연습 기간은 환자분의 상태에 따라 매우 달라집니다. 임플란트 한두 개를 했다면 전혀 필요가 없는 기간이기도 합니다. 하지만 전체 임플란트를 했다면 반드시 거쳐 가야 하는 기간입니다. 또한 이가 없는 기간이 길었다면 이 기간도 길어져야 합니다. 하지만 이 기간은 식사를 할 수 있는 기간이기 때문에 앞 부분보다는 훨씬 편한 기간이기도 합니다. 요약하면 짧게는 1주일에서 길게는 1달가량 연습 기간을 거칩니다. (수개월가량 사용해 보시는 경우도 있습니다만 예외적인 경우입니다.)

5. 최종 보철물이 들어가고 치료 마무리

생각보다 가야 할 길이 멉니다. 정리해 보겠습니다. 임플란트의 총 치료 기간은, 매우 짧은 경우 4주부터 매우 긴 경우 2년까지 걸릴 수 있습니다. 일반적으로는 2달에서 6달가량 소요될 것으로 생각하시면 되겠습니다. 물론 정확한 치료 기간은 환자분들의 개별 상태에 따라 달라질 것이니 꼭 치과에서 치료 계획을 세워 보시기 바랍니다.

임플란트 수술 방법의 종류 알아보기

임플란트 수술도 그 종류와 방법이 무척 다양합니다. 뼈 이식에 대한 내용이 들어가면 훨씬 더 복잡해질 테니 우리는 임플란트 수술에 대해서만 생각해 보죠. 임플란트 수술에는 일반적으로 알고 계신 것보다 상당히 다양한 방법이 있습니다. 그리고 각각의 수술 방법은 당연히 그 방법이 사용되는 이유가 있습니다. 어떤 불편함을 해소하기 위해서 아니면 조금 더 나은 결과를 위해서 새로운 수술 방법들이 고안되고는 합니다. 따라서 우리는 먼저 전체 임플란트의 과정을 알아보는 것이 필요할 것입니다.

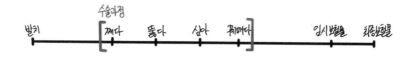

위에서 말씀드린 바와 같이 우선 치아를 뽑아야겠죠. (치아가 먼저 뽑혀 있는 경우도 많습니다.) 그리고 수술을 진행하게 됩니다. 그렇게 수술

을 하고 나서 임플란트가 뼈와 붙게 되면 임시 보철물을 사용하게 됩니다. 임시 보철물에 적당히 적응을 하고 나면 최종 보철물이 들어가고 치료가 마무리되게 됩니다. 결국 임플란트 치료는 발치로 시작해서 최종 보철물을 장착하는 것으로 마무리가 됩니다.

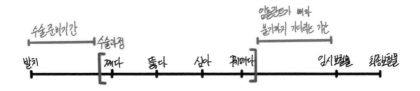

발치부터 수술까지를 수술 준비 기간이라고 부를 수 있습니다. 수술부터 임시 보철물 혹은 최종 보철물이 들어갈 때까지를 임플란트가 뼈와 붙기까지 기다리는 기간이라고 할 수 있습니다.

1. 발치 즉시 임플란트

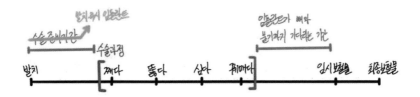

발치하고 수술할 때까지 기다리는 기간을 수술 준비 기간이라고 말씀드렸습니다. 그리고 그 수술 준비 기간을 없애 버리고 발치하면서 바로

수술하는 것을 발치 즉시 임플란트라고 합니다. 발치 따로 임플란트 수술 따로 두 번 할 고생을 한 번으로 합쳐 버릴 수 있겠죠.

2. 무절개 비절개 임플란트

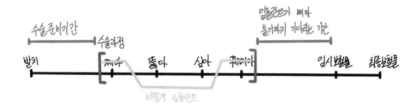

임플란트 수술 과정은 째다, 뚫다, 심다, 꿰매다, 4과정으로 이루어져 있습니다. 이때 째는 과정을 생략하는 것이 절개 없이 하는 수술, 무절개 비절개 임플란트입니다. 물론 째는 과정이 없어지니 절개한 것을 봉합하기 위한 꿰매는 과정도 필요 없어지겠죠.

3. 네비게이션 임플란트

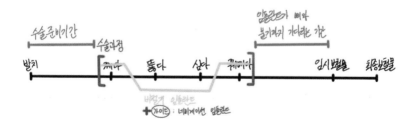

비절개 임플란트 시 아무래도 수술할 곳의 뼈를 보고 하는 것이 아니기 때문에, 그 정확성을 보충하기 위해서 서지컬 가이드라는 것을 활용할 수 있습니다. 그리고 이런 수술 방법을 네비게이션 임플란트라고 합니다.

4. 원데이 임플란트

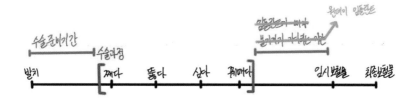

임플란트 수술 후 임플란트가 뼈와 붙기까지 기다리는 기간이 필요합니다. 이 기간은 치아가 없이 지내야 하는 기간이기도 합니다. 많이 불편하겠죠. 이 기간을 없애고 수술 후 바로 임시 보철물을 장착하는 것이 원데이 임플란트입니다. 바로 식사를 할 수 있다는 것이 가장 큰 장점입니다.

5. 수면 임플란트

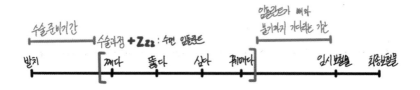

미다졸람 등의 약물을 사용해서 가수면 상태에서 수술을 진행하는 것을

수면 임플란트라고 합니다. 수술에 대한 두려움이 심한 경우나 구역 반사 등으로 인해 치과 치료가 힘든 경우 매우 유용합니다. 물론 이 외에도 더 많은 수술 방법이 있습니다만 이 정도만으로도 훨씬 더 수월한 수술 상담을 받으실 수 있을 거라 생각합니다. 각각의 수술 방법에 대한 자세한 장단점은 따로 다루도록 하겠습니다. 마지막으로 정리해 보겠습니다.

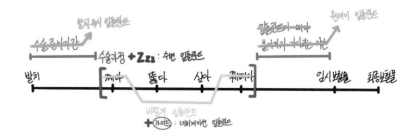

발치 즉시 임플란트 식립

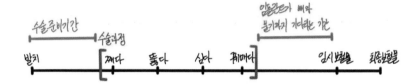

임플란트 치료 기간을 길게 만드는 주범이 있습니다. 임플란트라는 것은 치아를 대체하기 위해 만들어진 친구입니다. 그렇다면 임플란트는 치아가 빠진 자리에, 혹은 치아를 빼면서 그 자리에 심어져야 합니다. 치아가 이미 빠진 자리이든, 치아를 빼면서 그 자리에 임플란트를 심든 중요한 것은 임플란트 심을 자리에 뼈가 얼마나 남았느냐 하는 것입니다. 뼈가 많이 남아 있다면 바로 수술을 하면 됩니다. 하지만 뼈가 매우 조금 남아 있다면 뼈가 생길 때까지 기다려 줘야 합니다. 염증이 심한 자리도 염증이 사라질 때까지 기다려야 합니다.

이처럼 뼈가 적을 경우 뼈가 생길 때까지 기다리는 기간을 우리는 수술

　　　　　　　　　　　　　　쉽디쉬운 임플란트 이야기

준비 기간이라 부를 수 있습니다. 문제가 되는 치아를 뽑으면 문제의 원인이 사라지는 것이기 때문에 녹았던 뼈가 적당히 차오르게 됩니다. 그렇기 때문에 남은 뼈가 적고 염증이 심할수록 이 수술 준비 기간이 길어지게 됩니다. 그리고 이 수술 준비 기간을 없애고 치아를 뽑으면서 바로 임플란트를 식립하는 것을 우리는 발치 즉시 임플란트라고 합니다. 사실 치아를 뽑는 행위가 중요한 것이 아닙니다. 이미 뽑힌 자리이든, 치아를 방금 뽑은 자리이든 뼈가 준비가 됐으면 바로 심는 것입니다. 준비가 안 되었으면 준비가 될 때까지 기다리는 것입니다.

발치 즉시 임플란트의 장점은 두 가지 정도가 있습니다.

발치 즉시 임플란트의 가장 큰 장점은 치료 기간을 길게 만드는 수술 준비 기간을 없앨 수 있다는 것입니다. 당연히 전체 치료 기간이 줄어들게 됩니다. 할 수 있으면 안 할 이유가 없는 수술입니다. 발치 즉시 임플란트의 두 번째 장점은 한 번 마취한 김에 발치와 임플란트 수술을 동시에 할 수 있다는 것입니다. 즉, 마취하고 수술하는 고통을 두 번 경험할 필요가 없는 것이죠. 치아를 뽑는 것 따로, 임플란트 심는 것 따로 하는 것보다 고생할 양이 줄어든다고 할 수 있습니다.

단점 또한 두 가지 정도가 있습니다.

우선 발치하고 뼈가 아물 때까지 기다렸다가 수술을 하는 것보다 수술이 조금 복잡해집니다. 수술이 복잡한 만큼 추가적인 뼈 이식이 필요할 수 있고 수술 시간도 조금 더 길어집니다. 그리고 수술 후 붓기나 통증도 조금은 더 심할 것입니다. 두 번째 단점은 모든 경우에 발치 즉시 임플란트를 할 수 있는 것은 아니라는 것입니다. 정확하게는 수술을 하고자 하면 어찌어찌할 수는 있겠으나 득보다 실이 더 큰 경우가 종종 있습니다. 조금 어려우시면 케이스를 하나씩 보시도록 하겠습니다.

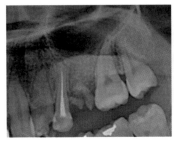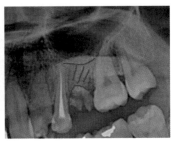

부러진 치아의 뿌리가 남아 있는 상태입니다. 이 경우 발치 즉시 임플란트를 하는 것이 좋을까요? 물론입니다. 남아 있는 치아 뿌리를 뽑아도 주변으로 염증도 별로 없고 남아 있는 뼈도 많기 때문입니다.

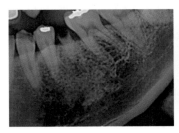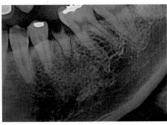

이 경우도 부러진 뿌리가 남아 있네요. 마찬가지입니다. 치아 주변으로

쉽디쉬운 임플란트 이야기

염증이 없고 남은 뼈가 매우 매우 많기 때문에 발치 즉시 임플란트를 하지 않을 이유가 없습니다. 발치 따로 수술 따로 하면 명백한 손해입니다.

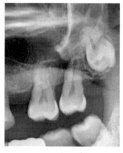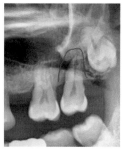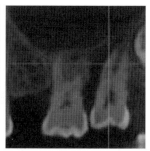

이런 경우는 반대입니다. 치아 주위로 염증도 매우 많고 뼈도 많이 녹아서 치아를 뽑았다고 생각해 보면 남은 뼈가 거의 없습니다. 억지 억지로 수술을 할 수는 있습니다만 그렇게 수술했을 때 얻는 것보다 잃는 것이 더 큽니다. 발치하고 3~4개월 정도 기다리면서 염증도 사라지고 뼈도 차오르는 것을 확인하고 수술하는 것이 훨씬 더 결과가 좋습니다.

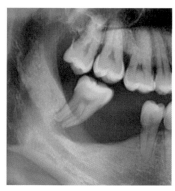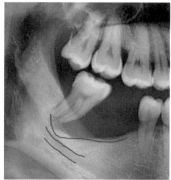

이 경우는 수술을 하고 싶어도 할 수 없습니다. 치아 주위로 염증이 매우 심하고 뼈도 매우 많이 녹아 있습니다. 게다가 남아 있는 뼈 바로 밑으로 신경도 지나갑니다. 신경이 소중하지 않다면 수술을 바로 하셔도 됩니다. 2~3개월 기다려서 수술할 수 있는 뼈가 만들어지면 그때 수술을 하시면 됩니다.

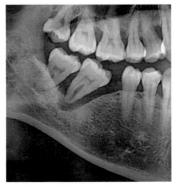 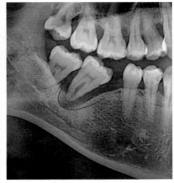

비슷합니다. 뽑고 기다렸다가 수술을 하시는 것이 좋습니다. 발치 즉시 임플란트에 대한 요약을 해 보겠습니다.

① 할 수 있다면 무조건 하는 것이 좋다.
② 하지만 모든 경우에 할 수 있는 것은 아니다.

쉽디쉬운 임플란트 이야기

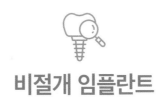

비절개 임플란트

임플란트의 수술 과정을 크게 4단계로 분류됩니다.

① 째다
② 뚫다
③ 심다
④ 꿰매다

각각의 단계는 그 목적이 분명합니다.

1. 째다

수술할 부위를 보고 확인하기 위해서 잇몸을 절개하는 과정입니다. 수술의 시작이며 매우 중요한 과정이기도 합니다. 째는 기술은 수술의 난도를 결정하기도 하며 심한 경우 수

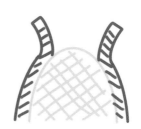

술의 성패를 결정하기도 합니다.

2. 뚫다

임플란트 수술이라는 것은 뼈에 임플란트
기둥을 넣어 두는 것을 이야기합니다. 단단한
뼈에 임플란트 기둥을 넣어 두려면 임플란트
기둥이 들어갈 자리를 마련해야 되겠죠. 임플
란트의 집을 만들어 주는 과정이라고 할 수 있
겠습니다.

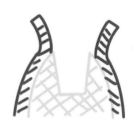

3. 심다

임플란트 수술 전체의 목적입니다. 치아의
뿌리 역할을 하는 임플란트 픽스처를 뼈에다
가 심어 주는 것입니다. 가장 중요한 과정이
지만 가장 짧게 끝나는 과정이기도 합니다.
이미 전 단계에서 심기 위한 준비를 다 마쳤기
때문입니다.

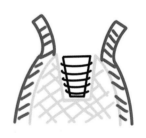

4. 꿰매다

첫 단계에서 잇몸을 쨌기 때문에 다시 꿰매 주는 과정이 필요합니다. 결자해지의 정반대입니다. 어질러 놓은 자가 다시 정리를 해야겠죠. 간단한 과정 같아 보이지만 수술에서는 꽤나 중요하고 시간도 오래 걸리는 과정입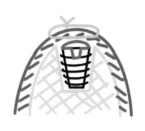니다. 이렇게 4단계는 각자의 목적이 있고 또 각자의 소요 시간이 있습니다. 그런데 만약에 임플란트 수술을 잇몸 절개를 하지 않고 진행할 수 있다면? 1단계가 사라지겠죠. 1단계와 바늘과 실처럼 같이 움직이는 녀석이 있었죠. 바로 4단계입니다. 째지 않았다면 꿰맬 필요도 없을 것입니다. 이렇게 수술 과정에서 1단계 째는 것을 생략하는 것을 우리는 비절개 임플란트 수술, 무절개 임플란트 수술, 플랩리스 임플란트 수술, 최소 침습 임플란트 수술이라고 부릅니다. (다 같은 말입니다.)

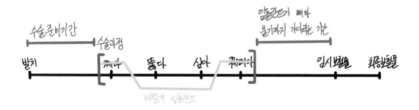

째지 않는다니 벌써부터 좋아 보이지 않나요? 플랩리스 수술의 장점을 생각해 봅시다.

1. 수술 후 적은 출혈, 붓기, 통증

당연하겠죠. 잇몸 절개를 생략하고 구멍만 뚫었으니 잇몸을 절개한 경우보다 덜 침습적입니다. 손에 박힌 가시를 뽑기 위해 가시만 뽁 뽑는 경우와 손에 칼집을 내서 뽑는 경우를 생각해 보시면 느낌이 바로 오실 것입니다.

2. 짧은 수술 시간

마찬가지로 당연합니다. 총 4단계로 이루어진 수술 과정 중 시간을 많이 잡아먹는 2단계가 생략되는 것입니다. 임플란트 하나를 심는 간단한 수술 같은 경우에는 90초 안에 마무리되기도 합니다. 물론 농담이시겠지만 이렇게 빨리 끝나는 것을 그 돈 받냐고 하시는 분도 계셨습니다. (더 좋은 경험이 더 가치 있는 것 아닐까 하는 생각을 해 봅니다.)

3. 전신적인 질환이나 몸이 약한 경우

수술이 간단해서 몸에 무리가 가지 않습니다. 게다가 출혈 조절까지 용이하니 가능하다면 하지 않을 이유가 없겠습니다.

세상에 장점만 있는 수술 방법은 없습니다. 단점도 같이 알아봐야겠죠.

1. 수술 시 발생하는 열에 취약

두 번째 과정인 뼈에 구멍을 뚫는 과정에 열이 많이 발생합니다. 그리고 뼈는 열에 취약합니다. 그래서 일반적인 수술 과정에서는 절개한 잇몸 사이로 계속 물을 흘려보내 줍니다. 물론 비절개 시에도 물은 흘려보내지만 잇몸 위로 흘러가는 물로는 효과가 미약하겠죠. 술자의 기술이 중요한 부분입니다.

2. 수술이 불가능한 예외의 경우

이러나저러나 단점보다 장점이 더 많습니다. 그러니 하지 않을 이유가 없습니다. 하지만 모든 경우에 할 수 있는 것은 아닙니다. 방대한 뼈 이식이 필요한 경우는 잇몸을 절개해야 합니다. 마찬가지로 뼈의 양이 매우 적거나 날카로운 경우 또한 잇몸 절개를 해야 합니다. 수술이 복합하면 잇몸을 절개해야 한다고 생각하시면 얼추 맞습니다.

3. 술자의 경험이 중요

절개하는 이유가 우리가 수술할 뼈를 자세히 보기 위해서라고 말씀드렸습니다. 그런데 비절개 무절개의 경우는 절개를 생략하기 때문에 결국 수술하는 사람은 뼈를 보지 않고 수술을 하는 것입니다. 그렇기 때문에 술자의 경험이 매우 매우 중요합니다. 정말 많은 뼈를 보고 수술을 많이 해 본 사람이라면 사실 밖에서 잇몸만 봐도 내부 상황이 훤히 들여다보입니다. 하지만 이런 경지는 쉽게 도달할 수 있는 것이 아닙니다. 그렇기 때문에 초보 원장님들의 경우는 가장 망하기 쉬운 수술이 이 플랩리스 수술입니다. 저는 절반 정도의 수술을 비절개로 진행합니다. 다만 저를 찾아서 멀리에서 병원에 찾아와 주시는 많은 분들은 큰 수술, 어려운 수술이 필요한 경우가 많기 때문에 어쩔 수 없이 잇몸을 여는 경우가 나머지 절반입니다. 이렇게 정리해 보면 참 멋진 수술이죠.

네비게이션 임플란트

임플란트 수술의 여러 가지 방법에 대해서 알아보고 있습니다. 지난번에 살펴보았던 플랩리스 임플란트 수술은 참 많은 장점이 있는 수술 방법이었습니다. 그런데 아주 치명적인 단점이 있었습니다. '술자의 경험이 중요하다.'라는 것입니다. 이게 왜 치명적인 단점인가 하니, 환자분들은 사실 치과를 선택할 때 담당 의사의 경험을 정확하게 판단할 방법이 없기 때문입니다. 환자분들이 볼 수 있는 것은 의사의 약력뿐인데, 의사의 약력은 워낙 교묘하게 진화되어서 이제는 저희가 봐도 이게 가짜 약력인지 아닌지 보기 어렵게 되어 버렸습니다.

국내 최대 임플란트 회사인 오스템 임플란트의 조사에 의하면 치과의사의 평균적인 임플란트 식립량은 1년에 수십 개 정도입니다. 평균이 이러하니 여러분이 만나게 될 많은 치과의사들은 평균적으로 1년에 수십 개 정도의 임플란트를 심어 본 것이 경험의 전부일 확률이 매우 큽니다. 몇십 개, 몇백 개 심어 보고 경험이 충분하다고 할 수는 없는 일입니다. 그렇기 때문에 술자의 경험에 의거하여 잇몸 절개를 하지 않고 수술 부위를 보지 못한 채 수술하는 비절개, 무절개 임플란트는 일반적인 치과에서는 좋은 결과를 얻기 힘든 경우가 많습니다. 즉, 술자의 경험에 따라서 수술 결과의 차이가 많이 나게 되는 겁니다.

하지만 치과계의 기술은 점점 더 진화합니다. 이런 술자의 경험에 따른 비확실성을 줄여 주고자 새로운 기술이 등장합니다. 그게 바로 네비게이션 임플란트입니다. 네비게이션은 익숙한 단어죠. 맞습니다. 차량에 들어가는 그 네비게이션과 같은 의미입니다. 네비게이션은 우리가 가야 할 길을 알려 주는 장치입니다. 네비게이션 임플란트는 우리의 수술 행선을 알려 주는 장치입니다. 환자분들의 뼈 상태를 면밀하게 체크하여, 어디에 어떻게 수술하면 좋을지를 먼저 계획합니다. 그리고 우리가 계획한 대로 수술하기 위한 보조 장치를 만들어서 수술하게 됩니다. 그 과정을 같이 살펴보시겠습니다.

1. 수술 전 진단

네비게이션 임플란트를 진행하기 위해 우리는 우선 환자의 상태를 진단해야 합니다. 일반적인 임플란트의 경우 파노라마 사진만으로 수술을 진행할 때도 많지만 네비게이션 임플란트의 경우 CT 촬영을 꼭 하셔야 합니다. 환자분의 뼈 상태를 정확하게 파악하고 그에 맞는 수술 보조 장치를 만들기 위함입니다.

쉽디쉬운 임플란트 이야기

2. 수술 시 필요한 데이터 채득

정확한 수술 가이드 장치를 만들기 위해서는 환자분의 뼈 상태뿐 아니라 잇몸의 상태와 다른 치아들의 상태 또한 중요합니다. 그래야 내 입에 딱 맞는 수술 보조 장치를 만들 수 있겠죠. 그런 데이터를 본을 뜨거나 디지털 스캔을 통해서 채득합니다. 대세는 아무래도 디지털입니다.

3. 가이드 장치 설계 및 제작

이 가이드 장치를 설계하고 제작하는 데 당연히 시간과 노력이 들어가게 됩니다. 따라서 네비게이션이 아닌 수술에 비해서 수술 준비 기간이 더 길어지게 됩니다. 이 점은 네비게이션 임플란트의 작은 단점이라고도 할 수 있겠습니다. 이 과정을 모의 수술이라고 표현하기도 합니다. 채득한 환자의 뼈에 적합한 임플란트 수술을 설계하는 과정이기 때문입니다. 이때 제작 방식은 크게 2가지가 있습니다.

1) 원내 직접 제작

원내에서 가이드 장치를 만들기 위해서는 여러 가지 역량이 필요합니다. 우선 디지털 장치를 위한 데이터를 채득하기 위한 스캐너가 필요합니다. 그리고 가이드 장치를 설계하기 위한 프로그램이 필요합니다. 그리고 최종적으로 디지털 가이드를 제작할 수 있는 장치가 필요합니다. 장치와 프로그램만 있으면 될까요? 아닙니다. 해당 장치와 프로그램에 대한 이해를 갖추고 있는 원장이 필수적이겠죠. 어느 위치에 수술을 할지 결정하고 그 결정을 실제 가이드 장치로 제작해 내는 모든 과정에 원장의 손길이 닿게 됩니다. 따라서 원내에서 수술 가이드 장치를 만드는 치과의 경우 디지털 임플란트 수술에 대한 역량이 상당히 높다고 볼 수 있습니다.

  2). 외주 제작

  네비게이션 임플란트의 대중화가 가능했던 가장 큰 이유입니다. 원내에 디지털 장비가 없어도, 원장이 네비게이션 장치의 설계를 할 줄 몰라도 해당 부분을 임플란트 제작 업체에서 대신해 줍니다. 물론 직접 제작을 하는 경우보다 의사가, 치과가 갖추어야 할 역량이 훨씬 적습니다. 오스템 임플란트의 원가이드, 디오 임플란트의 디오나비 등이 대표적인 외주 제작 서비스입니다. 저도 외주 제작 서비스를 사용해 본 적이 있지만 지금은 원내 직접 제작의 장점에 푹 빠져 직접 제작만을 하고 있습니다. 네비게이션 임플란트 수술을 계획 중이시라면 치과에 가이드 장치를 직접 제작하시는지 외주를 주시는지 물어보는 것도 큰 의미가 있겠습니다.

4. 수술

  이렇게 제작을 하고 나면 서지컬 가이드가 만들어지게 됩니다. 수술 부위가 비어 있는 입안에 장치를 장착합니다.

쉽디쉬운 임플란트 이야기

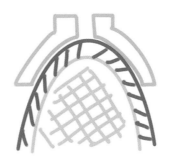

장착한 단면을 살펴보면 위 그림과 같이 보일 것입니다. 구멍이 뚫려 있습니다. 해당 구멍을 통해서 몇 가지 기구를 통해 수술을 진행하면 우리는 원하는 곳에 임플란트를 심을 수 있게 됩니다. 정리해 보자면 네비게이션 임플란트 수술은 비절개 임플란트 수술의 업그레이드 버전이라고 보셔도 무방합니다. 비절개 임플란트 수술의 모든 장점은 다 가져갑니다.

수술 후 출혈, 붓기, 통증이 적다.
수술 시간이 짧아진다.
전신적인 질환이 있으시거나 몸이 약하신 분들에게 좋다.

그리고 비절개 임플란트의 가장 큰 단점을 해결합니다.

술자의 경험이 중요하다.

하지만 다음과 같이 비절개 임플란트의 몇 가지 단점 또한 해결하지 못한 채 그대로 가져갑니다.

수술 시 발생하는 열에 취약하다.
모든 경우에 가능한 것은 아니다.

비용과 기간을 신경 쓰지 않는다면 임플란트 수술을 가장 편하게 받는 조합은 다음과 같습니다.

① 발치 후 발치 자리의 염증이 사라지고 뼈가 아물 때까지 수개월 기다린다.
② 그간 기다린 자리에 맞게 네비게이션 가이드 장치를 준비한다.
③ 수면 마취하에서 네비게이션 임플란트 수술을 받는다.

물론 임플란트 수술을 빨리 진행하고 싶으신 분들에게는 추천드릴 수 없는 방식이긴 합니다.

쉽디쉬운 임플란트 이야기

원데이 임플란트

임플란트의 수술 과정을 다시 한번 살펴보겠습니다. (복습은 언제나 중요합니다.)

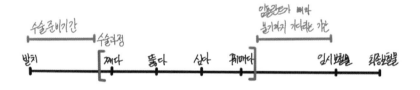

임플란트는 치아를 뽑는 것에서 시작합니다. (치아가 이미 뽑힌 경우는 조금 다르지만 어쨌든 치아가 없어진, 혹은 없어지는 것은 동일합니다.) 치아를 뽑고 나서 뼈가 준비될 때까지 기다려야 하고, 또 수술 과정을 지나가야 하며, 수술이 끝나고도 임플란트와 뼈가 붙기까지 기다려야 합니다. 즉, 임플란트는 기다림의 연속입니다. 그런데 임플란트는 치아를 뽑는 것에서부터 시작한다고 말씀드렸습니다. 그렇다면 임플란트를 하시는 분들은 치아가 없는 상태에서 오랜 기다림의 과정을 거쳐야 하는 것입니다. 치아 한두 개가 탈이 나서 임플란트를 하는 경우는 그래도 괜찮습니다. 엄청 많은 치아를 뽑고 수술을 하게 되면 치아가 빠진 상태에서의 기다림은 상당히 힘든 일이 됩니다. 물론 치아를 뽑고 나서 임시 틀니와 플리퍼 등의 임시 보철을 하는 경우가 많습니다.

하지만 임시는 임시일 뿐입니다. 임시 상태의 치료가 아주 편하고 잘 씹힌다면 치료를 임시 상태에서 종결해도 되겠죠. 결국 임시 틀니와 플리퍼와 미운 정, 고운 정 다 들었을 때쯤 돼야 임플란트 치료가 종결되게 됩니다. 치료받고 건강해지시길 독려해야 하는 치과에서 잘 말해 주지 않는, 임플란트 전체 치료 과정에서 가장 힘든 구간입니다. 수술을 잘 받으신 분들도 이 구간은 다소 힘들어하시는 경우가 많습니다. 임플란트 수술을 받고 나시면, 이제 수술이 끝났으니 넘어야 할 산을 다 넘었다고 생각하시는 경향이 있습니다.

하지만 그렇지 않습니다. 이제부터 또 새로운 고생이 시작되는 것이지요. 많은 분들이 전체 임플란트 같은 큰 임플란트 수술을 하고 나시면 식사가 어려우니 살이 제법 빠지시게 됩니다. 이런 고생, 이런 어려움을 없앨 수 없을까라는 고민에서 시작된 것이 원데이 임플란트입니다. 수술을 하고 임플란트가 뼈와 붙기까지 걸리는 시간을 기다리지 않고 바로 식사할 수 있는 보철물을 만들어드리는 것입니다.

따라서 원데이 임플란트에서 원데이가 의미하는 바는 수술 당일에 식사가 가능하다는 것입니다. 식사가 가능할 때까지 하루면 충분하다는 의미입니다.

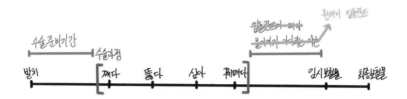

그러니 수술하고 나서 임플란트가 뼈와 붙을 때까지 걸리는 수개월의 시간을 없애 버릴 수 있습니다. 이건 상당히 큰 강점입니다. 식사뿐 아니라 사회생활을 활발하게 하셔야 하는 분에게도 상당히 좋은 선택이 됩니다. 마스크를 쓰고 다니던 코로나 시기에는 그래도 좀 나았는데 마스크가 선택이 되어 버린 지금은 치아가 없이 사회생활을 하는 것이 힘들어졌습니다. 게다가 임시 틀니를 하시더라도 식사 중에, 말하는 도중에 툭툭 빠져 버립니다. 이런 불편 또한 원데이 임플란트로 해결할 수 있습니다.

이렇게 강력한 원데이 임플란트를 하기 위해서는 몇 가지 조건이 필요합니다.

① 해당 치과의 임플란트 수술 역량이 뛰어나야 합니다.
② 해당 치과의 디지털 기술에 대한 역량이 뛰어나야 합니다.

당일에 바로 치아를 껴드리려면 미리 준비할 것이 많습니다. 임플란트를 심을 위치를 미리 설계하고 그 위치에 맞는 임시 치아를 제작해 두어야 합니다. 그리고 임플란트를 계획한 위치에서 1mm의 오차도 없이 정확하게 식립해야 합니다. 또한 만들어 둔 치아도 오차 없이 정확하게 만들어져 있어야 합니다. 이런 과정들이 스무드하게 흘러가려면 해당 치과에서 이런 원데이 임플란트에 대한 경험이 많아야 함은 말할 필요도 없겠습니다.

원데이 임플란트는 아주 좋은 치료 방법입니다. 의사의 편의가 아닌, 환자의 편의를 개선하기 위해 고안된 치료 방법입니다. 이렇게 좋은 방법임에도 불구하고 원데이 임플란트를 하는 치과가 많지 않은 것은 위와 같은 이유 때문입니다. 아직은 원데이 임플란트를 진행할 만한 역량을 갖춘 치과가 많지 않은 것입니다. 그런데 여기서 이 원데이 임플란트의 단어를 오묘하게 왜곡하는 경우가 많습니다. 원데이니깐 뭐든 하루에 끝나야 원데이지라고 판단한 것인지 치아를 뽑으면서 당일에 바로 임플란트 수술하는 것을 원데이 임플란트라고 홍보하는 경우가 너무 흔합니다. 하지만 이제는 아시겠죠. 해당 수술 방법은 발치 즉시 임플란트입니다. 원데이 임플란트와는 전혀 상관이 없는 수술 방법입니다.

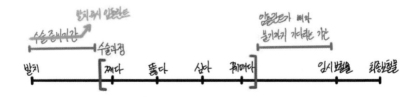

다시 한번 강조합니다. 원데이 임플란트는 환자분들의 빠른 식사를 돕

쉽디쉬운 임플란트 이야기

기 위함입니다. 그럼 원데이 임플란트에 대해서 정리를 해 볼까요.

1. 원데이 임플란트의 장점

1) 빠른 식사가 가능하다

충분히 설명드렸습니다. 원데이 임플란트가 가지는 가장 큰 장점입니다. 이가 없는 동안 계속해서 미음을 드시는 것은 생각보다 많이 힘든 일입니다.

2) 빠른 사회생활 복귀가 가능하다

마찬가지로 치아가 당일에 생기는 것이기 때문에 치아 없이 사회생활을 해야 하는 것을 피할 수 있습니다. 이 두 가지만해도 매우 큰 장점이 되겠습니다.

2. 원데이 임플란트의 단점

1) 모든 치과에서 가능한 것은 아니다

위에서 말씀드린 바와 같이 원데이 임플란트를 위해서 치과가 갖추어야 할 역량이 매우 많고, 그 기준이 매우 높습니다. 따라서 아직은 원데이 임플란트 케이스 경험이 없는 치과와 치과의사가 훨씬 많은 상황입니다.

치과의 빠른 발전 속도와 상향 평준화 경향을 살펴보았을 때 앞으로 훨씬 더 많은 치과에서 원데이 임플란트가 가능하기를 기대해 봅니다.

2) 모든 환자에게 가능한 것은 아니다

임플란트가 뼈와 붙는 기간을 기다리지 않고 수술을 하는 것이죠. 따라서 기본적으로 수술하는 곳의 뼈가 매우 튼튼해야 합니다. 모래밭 위에 기둥을 심어놓고 그 기둥을 흔들어 댄다면 기둥이 무너질 것은 너무나도 당연합니다. 따라서 우리는 이 기둥이 튼튼하게 일을 하기 위해서 튼튼한, 그것도 매우 튼튼한 뼈를 잘 골라야 합니다. 매우 좋은 수술 방법이지만 이런 이유 때문에 모든 경우에 가능한 것은 아닙니다. (가끔은 임플란트 수술이 가능하다는 것만으로도 다행으로 생각해야 할 만큼 약한 뼈를 가진 분들이 계십니다.)

3) 임플란트가 탈이 날 확률이 조금 더 크다

임플란트 수술 시 처음에는 뼈에 구멍을 뚫고 임플란트를 뼈에 껴 넣게 됩니다. 그리고 시간이 지나면서 뼈에 '껴져 있던' 임플란트가 뼈와 '붙게' 됩니다. 이렇게 붙을 때까지 임플란트를 괴롭히지 않고 잘 보살펴 주면 임플란트가 탈이 나지 않겠지만, 우리는 임플란트가 뼈와 붙는 기간 동안 임플란트에게 일을 시키는 것입니다. 그렇기 때문에 식립한 임플란트 중 일부가 뼈와 붙지 못하고 실패하는 경우가 있습니다. 물론 대부분의 임플란트는 뼈와 잘 붙고 좋은 결과를 가져오게 됩니다. 다만 임플란트를 쉬게 놔둔 경우보다는 탈이 날 확률이 높아지는 것은 확실합니다.

　이렇게 원데이 임플란트에 대해서 정리해 보았습니다. 생각보다 힘든 임플란트 치료 기간에 힘들어하시는 환자분들이 많습니다. 하지만 이런 옵션이 있다는 것을 알면 치료 기간의 고충을 조금 덜어 낼 수 있습니다. 이런 수술 방법이 있다는 것도 모른 채 일반적인 임플란트 수술을 하고 고생을 하면 조금 억울하지 않을까요. 모든 분들이 만족할 만한 임플란트 수술을 받을 수 있기를 진심으로 기원합니다.

수면 임플란트

임플란트는 제법 오래된 치과 치료 영역입니다. 그럼에도 불구하고 점점 발전하고 있는 역동적인 영역이기도 합니다. 지금까지 여러 가지 수술 방법들을 소개해 드렸습니다. 사실은 지금까지 수술 방법들은 하나의 흐름을 만들고 있습니다. 바로 환자분들의 불편을 덜어 드리는 방향으로 발전하고 있는 것입니다.

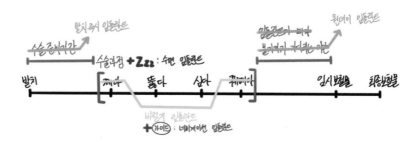

치아를 뽑으면서 바로 임플란트를 심는 발치 즉시 임플란트에 대해서 알려드렸습니다. 치아를 뽑고 임플란트를 심는 과정을 하나로 합치면서 불편함을 겪는 횟수를 줄일 수 있고 임플란트 치료 기간 또한 줄일 수 있

습니다. 비절개 임플란트를 통해서 잇몸 절개를 하지 않고 수술하는 방법이 있다는 것을 알려 드렸습니다. 잇몸 절개를 하지 않으니 붓기와 출혈, 통증이 줄어듭니다. 그리고 그런 비절개 임플란트의 단점을 보완한 네비게이션 임플란트도 알려 드렸습니다. 더 정확하고 안전한 수술을 가능해집니다.

앞서 수술 직후 바로 보철물을 장착하여 식사가 가능한 원데이 임플란트도 알려 드렸습니다. 수술 후 치아가 없어 식사를 하지 못하는 불편을 줄여 드릴 수 있는 방법입니다. 전부 다 환자분들이 수술 시에 혹은 수술 후에 느낄 수 있는 불편함을 줄이는 방향으로 개선된 치료 방법들입니다. 그리고 마지막으로 소개해 드릴 수면 임플란트가 남았습니다.

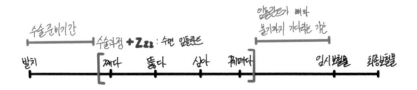

제 생각엔 수면 임플란트가 환자분들의 입장에서 가장 큰 효용을 느낄 수 있는 수술 방법이라고 생각합니다. 특히나 저에게 많이 찾아와 주시는 겁 많은 분들에게는 정말 두 손 두발 들고 환영할 만한 수술 방법이기도 합니다. 수면 임플란트는 간단하게 수면 마취하에 임플란트를 진행하는 것입니다. 수면 마취+임플란트 수술입니다. 여기서 임플란트 수술은 발치 즉시 임플란트일 수도 있고, 네비게이션 임플란트일 수도 있으며,

원데이 임플란트일 수도 있습니다. 물론 통상의 일반적인 임플란트 수술일 수도 있습니다. 중요한 것은 어떻게 수술하는 것이냐가 아니라 어떤 환경에서 수술하느냐입니다. 그리고 우리는 수면 마취된 상황에서 수술을 받게 되는 것입니다. 그럼 수면 마취가 무엇인지에 대해서 알아봐야 할 것입니다. 마취는 일반적으로 마취가 되는 깊이에 따라 4단계로 구분할 수 있습니다.

① 최소 진정
② 의식하 진정
③ 깊은 진정
④ 전신 마취

각각의 단계는 마취의 방법, 마취에 사용되는 약물의 종류, 그리고 그 양으로 조절합니다.

1. 최소 진정

말 그대로입니다. 최소 한도로 몸이 진정되는 상태입니다. 깨어 있지만 좀 졸린 것 같은 상태입니다. 의료진과의 대화가 가능하며 긴장이 줄어드는 효과가 있습니다. 하지만 임플란트 수술을 받기에는 조금 아쉬운 면이 있습니다.

쉽디쉬운 임플란트 이야기

2. 의식하 진정

슬슬 잠에 듭니다. 그리고 깨우면 금방 깨기도 합니다. 대답도 물론 잘하시기 때문에 의료진과 의사소통도 가능합니다. 저하되는 신체 기능은 없습니다. 치과 진료에 최적화된 안전한 마취 상태입니다.

3. 깊은 진정

이때부터는 깨워도 잘 안 깹니다. 아주 강하고 고통스러운 자극에만 반응합니다. 여러 가지 신체 기능들이 억제되기 때문에 자발 호흡이 힘들어지고 때때로 기도 확보가 필요합니다. 이 단계부터는 마취의 깊이가 깊어지면서 조금씩 위험성이 증가합니다.

4. 전신 마취

어떤 고통에도 일어나지 않습니다. 호흡 기능과 심혈관계의 기능도 저하됩니다. 치과에서는 구강 암이나 양악 수술에 사용되는 마취 방법입니다. 물론 마취과 전문의의 모니터링이 필요합니다. 우리가 수면 임플란트를 받으려는 이유는 편하게 수술받기 위해서입니다. 하지만 편하자고 위험성이 있는 마취를 할 수는 없습니다. 어떤 진료도 안전이 최우선입니다. 따라서 우리가 수면 임플란트 시 목표하는 마취의 심도는 2단계 의식하 진정입니다. 그리고 치과에서는 이렇게 의식하 진정 상태에 도달하기 위해 미다졸람이라는 약물을 가장 많이 사용합니다.

케타민이나 프로포폴이 사용되는 경우도 있지만 첫 번째 선택은 항상 미다졸람입니다. 그리고 다른 약물에 비해서 미다졸람이 가지는 가장 큰 장점은 바로 탁월한 안정성입니다. 플루마제닐이라는 역전제가 존재하고 이러한 역전제로 인해서 언제든지 잠에서 깨어날 수 있습니다. 마취 심도가 깊어져서 위험해질 상황을 애초에 차단 가능한 약물이 바로 미다졸람입니다.

미다졸람으로 의식하 진정 상태에서 수술을 받게 되면 잠이 든 상태에서 임플란트 수술을 진행하게 됩니다. 이때 잠이 드는 정도는 환자분들마다, 또 그날 그날 컨디션에 따라 다릅니다. 적정 용량을 사용해도 잠이 들지 않는 분도 계시고, 적정 용량이 들어가기도 전에 잘 주무시는 분도 계십니다. 하지만 잠이 들지 않더라도 훨씬 더 진정된 상태에서 수술을 받을 수 있으며 미다졸람 특유의 약간의 기억 상실 효과 때문에 결국에 수술에 대한 기억은 없어집니다. 정신 차려 보면 수술이 끝나 있는 것입니다. 수술 도중에 취한 듯한 목소리로 "저 잠이 안 든 것 같아요….'라고 말씀하실 때도 있지만 이는 만취한 상태의 술 주정과 비슷합니다. 대부분의 경우 수면 마취에서 깨어나면 수술에 대해서는 기억 못 하고 잘 주무셨다고 말씀하십니다. 수면 마취하에 위내시경이나 대장 내시경을 받아보셨다면 비슷한 경험을 상상하시면 됩니다.

아주 매력적인 수술 방법입니다. 저도 언젠간 임플란트 수술을 받게 될 것이고, 그때가 오면 저는 수면 임플란트를 선택할 것입니다. 저도 겁쟁이이기 때문입니다. 이렇게 매력적인 수면 임플란트도 모든 경우에 진행

쉽디쉬운 임플란트 이야기

가능한 것은 아닙니다. 여러 가지 정확한 검진과 체크가 필요합니다만, 환자분들의 입장에서 간단하게 내가 수면 마취가 가능한지 알아보는 기준을 알려드리겠습니다. 미국 마취과학회에서 신체 상태의 분류를 정한 기준이 있습니다. ASA classification이라고 합니다.

ASA 1: 전신 질환이 없는 건강한 환자

ASA 2: 가벼운 전신 질환을 가진 환자

ASA 3: 활동성은 제한되나 무기력하지 않은 중증의 전신 질환을 가진 환자

ASA 4: 생명의 위협을 초래할 수 있는 중증의 전신 질환을 가진 환자

ASA 5: 빈사 상태의 환자

어디까지 수면 마취를 받을 수 있을 것 같으신가요? 일반적으로 ASA class 2까지는 안전하게 수면 마취가 가능하다고 권고합니다. 정리해 보자면 수면 마취는 적당히 건강할 때 추천되는 마취 방법입니다. 그럼 마지막으로 수면 마취에 대해서 많이 물어보시는 부분에 대해서 답변드리고 마무리하도록 하겠습니다. 수면 임플란트는 안전할까요? 네 안전합니다. 그리고 그 안전을 위해서는 2가지 조건이 붙습니다.

① 수면 마취에 적합한 환자분만 수면 마취를 할 것

② 수면 마취 도중 의료진이 철저한 모니터링을 할 것

①번은 위에서 충분히 설명드렸습니다. 대부분의 마취 사고는 모니터

링이 소홀할 때 일어납니다. 맥박과 혈압 측정을 통해서 심혈관계를 모니터링하고, 산소 포화도와 호흡을 통해서 호흡 기계를 모니터링한다면 수면 임플란트는 매우 안전한 진료입니다. 임플란트 너무 걱정되신다면, 공포스럽다면, 수면 임플란트가 그 걱정과 공포를 해결해 드릴 수 있습니다. 할 수 있다면 하지 않을 이유가 없는 수면 임플란트로 치과 치료에 큰 용기 한 스푼 가져가시길 바랍니다.

전체 임플란트와 임플란트 개수

전체 임플란트를 위해 치과에 방문해 주시는 분들이 가장 많이 물어보시는 질문이 두 가지 있습니다.

① 임플란트 몇 개를 심어야 하나요?
② 총비용이 얼마나 되나요?

아무래도 2번 질문은 1번 질문과 연결될 수밖에 없겠죠.

전체 임플란트 수술 시 임플란트를 몇 개 심어야 하는지에 대해서 알려 드리겠습니다.

임플란트를 몇 개 심어야 하는지 알아보기 전에 우리 치아가 총 몇 개인지에 대해서 알고 넘어갈 필요가 있습니다.

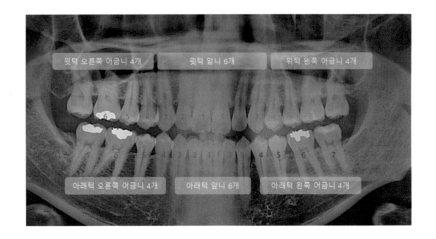

입안을 위아래로 절반을 나누고, 또 좌우로 절반을 나눈다면 한 사분면에 7개의 치아가 있습니다. 물론 여덟 번째 치아가 있을 때도 있습니다. 바로 사랑니입니다. 임플란트를 통해 전체 치아를 회복 시에는 사랑니를 만들 필요는 없겠죠. 따라수 우리는 사랑니는 제외하고 생각하도록 하겠습니다. 그리고 치아에 번호를 붙여서 세어 볼 때, 앞니부터 1번이라 부릅니다. 제일 앞니는 1번, 그 옆 앞니는 2번 이런 식입니다. 우리는 기본적으로 1~3번 치아를 앞니라고 부릅니다. 3번은 송곳니라고도 합니다. 그리고 4~7번 치아를 어금니라고 부릅니다. 4, 5번을 작은 어금니, 6, 7번을 큰 어금니라고 합니다. 따라서 우리는 위턱에 총 6개의 앞니가 있고, 아래턱에도 총 6개의 앞니가 있습니다. 그리고 오른쪽 위에 4개의 어금니가 있고, 당연히 왼쪽 위에도 4개의 어금니가 있습니다. 당연히 오른쪽 아래에도 4개의 어금니가, 왼쪽 아래에도 4개의 어금니가 있습니다. 전체 임플란트를 통해 사라진 치아를 회복할 경우 치료 계획은 크게 2가지로 나뉩니다.

① 7번까지 모든 치아를 회복하는 방법

② 6번까지의 치아를 회복하는 방법

물론 당연히 ①번이 더 좋은 치료 계획이지만, 환자분의 전신 상태나 국소적인 뼈의 상태를 고려해서 가장 뒤어금니를 포기하기도 합니다. 물론 비용적인 이유로 포기하는 경우도 있겠습니다. 치료 계획을 살펴보기 전에 알아두시면 좋을 치과 상식 몇 가지를 알려드리겠습니다.

① 뼈가 적고 무를수록 더 많은 임플란트가 필요합니다.

② 위턱뼈가 아래턱뼈보다 무르기 때문에 더 많은 임플란트가 필요합니다.

③ 임플란트는 모두 뼈로 둘러싸여야 하는데 그렇지 못한(뼈가 얇고 적은) 부분은 뼈 이식이 필요합니다.

④ 염증이 심해서 뼈가 많이 파괴된 부분은 뽑고 뼈가 회복될 때까지 2~6달가량 기다렸다 수술을 해야 합니다.

⑤ 뼈가 많이 파괴되지 않은 부분은 바로 수술이 가능하며 뼈 이식이 필요합니다.

⑥ 힘을 많이 받는 부위는 더 많은 임플란트와 더 튼튼한 뼈가 필요합니다.

⑦ 단단하고 질긴 음식을 선호하실수록 더 많은 임플란트 식립이 필요합니다.

그리고 지금부터 설명드릴 치료 계획은 환자분들의 구강 상태에 따라 당연히 달라질 수 있습니다. 이 정도를 가이드로 생각하시고 상담을 들으시면 훨씬 수월하게 이해하실 수 있습니다.

1. 7번까지 모든 치아를 회복하는 방법

사랑니를 제외한 모든 치아를 회복하는 것입니다. 할 수만 있다면 가장 좋은 치료 계획입니다.

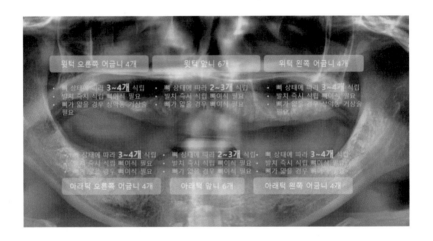

앞니부터 살펴보겠습니다. 아래턱 앞니 6개는 2~3개의 임플란트로 회복 가능합니다. 저는 주로 2개의 임플란트를 식립합니다. 위턱 앞니 6개는 2~3개의 임플란트 회복 가능합니다. 위턱은 아래턱보다 뼈가 무르고 들어가는 치아의 크기가 더 크기 때문에 저는 주로 3개의 임플란트를 식립합니다. 아래턱 어금니 4개는 3~4개의 임플란트로 회복 가능합니다. 저는 주로 3개의 임플란트를 사용합니다. 위턱 어금니 4개는 3~4개의 임플란트로 회복 가능합니다. 뼈가 약하고 적은 경우 저는 주로 4개의 임플란트를 사용합니다.

2. 6번까지의 치아를 회복하는 방법

여러 가지 이유로 가장 뒤어금니를 포기하는 치료 계획입니다.

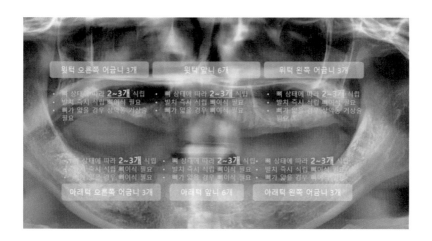

앞니는 1번 치료 계획과 동일합니다. 아래턱 앞니 6개는 2~3개의 임플란트로 회복 가능합니다. 저는 주로 2개의 임플란트를 식립합니다. 위턱 앞니 6개는 2~3개의 임플란트 회복 가능합니다. 위턱은 아래턱보다 뼈가 무르고 들어가는 치아의 크기가 더 크기 때문에 저는 주로 3개의 임플란트를 식립합니다. 아래턱 어금니 3개는 2~3개의 임플란트로 회복 가능합니다. 저는 주로 2개의 임플란트를 사용합니다. 위턱 어금니 3개는 2~3개의 임플란트로 회복 가능합니다. 뼈가 약하고 적은 경우 저는 주로 3개의 임플란트를 사용합니다. 이 정도를 기본으로 환자분의 전신 건강, 구강 상태 그리고 식습관에 따라서 치료 계획이 조금씩 바뀝니다.

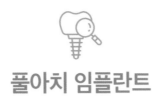

풀아치 임플란트

전체 치아를 회복해야 하는 경우에 처하신 분들이 많습니다. 이럴 때 기존 치료 방법은 크게 3가지 정도가 존재했습니다.

① 틀니
② 임플란트 틀니
③ 전체 임플란트

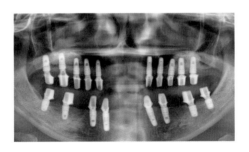

위에서 아래로 갈수록 명백하게 좋은 치료입니다. 틀니는 아무래도 가장 오래된 치료 방법이기도 하고 그만큼 장점보다는 단점이 많습니다.

그런 틀니의 단점을 많이 보완할 수 있는 방법이 임플란트 틀니이지만, 임플란트 틀니도 결국은 틀니이기 때문에 틀니가 가진 모든 단점을 극복할 수는 없습니다. 결론적으로 전체 임플란트가 앞에 2가지 치료 방법에 비해 명백하게 훌륭한 치료 방법입니다. 저작력도, 심미성도, 치료 후 안정성도, 유지 관리도 임플란트가 가장 뛰어납니다. 그렇기 때문에 전체 치아를 회복하는 데 있어서 전체 임플란트는 단언컨대 최고의 치료 방법입니다. 이렇게 좋은 전체 임플란트에도 2가지 치명적인 단점이 존재합니다.

1. 비용

위아래 전체를 회복하는 데 대략적으로 1000~3000만 원의 비용이 발생합니다. 보험 틀니의 경우 환자분의 본인 부담금이 수십만 원인 것에 비하자면 매우 큰 비용임이 분명합니다. (물론 저는 전체 임플란트의 만족도가 틀니보다 수십 배 이상 높다는 것을 알기 때문에 가능하면 틀니보다는 임플란트를 선호합니다. 가성비는 틀니가 좋을지 모르나 가심비는 임플란트가 압도적입니다.)

2. 힘든 치료 과정

전체를 회복하기 위해서 많은 임플란트를 심어야 하기 때문입니다. 거의 20개에 가까운 임플란트를 심어야 하니 그 과정이 쉽다고 하면 거짓말일 것입니다. (네비게이션 임플란트나 수면 임플란트 등의 발전으로 이

쉽디쉬운 임플란트 이야기

전보다 치료받기가 훨씬 쉬워진 것은 사실입니다.) 또한 다수의 임플란트를 버티기에 버거운 신체적으로 약한 분들이나, 뼈가 너무나도 적어서 임플란트를 심기 어려운 경우에는 진행할 수 없는 것도 따라오는 단점이라 할 수 있겠습니다.

그런데 전체 임플란트의 이 치명적인 2가지 단점을 극복한 치료 방법이 있다면 관심이 가시겠습니까?

우리는 해당 치료 방법을 풀아치 임플란트라고 부릅니다. 기존 임플란트와는 그 치료 방법의 메커니즘이 조금 다르기에 하이브리드 임플란트라고도 합니다. 그리고 최소한의 임플란트 식립을 통해 전체를 회복하는 것이기 때문에 최소 식립 임플란트라고도 합니다. 디지털 하이브리드 풀아치 최소 식립 임플란트. 이름부터 엄청나죠.

악당 4~6개의 임플란트를 심고 잇몸과 치아의 모양을 심미적으로 재현한 한 덩어리의 보철을 영구적으로 연결하는 치료 방법으로 보철물은 잇몸에 완전히 고정됨. 쉽게 이야기하자면 기존 전체 임플란트는 보철물이 여러 개의 파트로 나뉘어서 구성되어 있는데, 풀아치 임플란트에서는 보철물을 한 덩어리로 만들고 그 큰 덩어리를 최소 개수로 식립한 임플란트에 완전히 고정시키는 치료 방법입니다.

이렇게 봐서는 어떤 치료인지 잘 모르실 것 같습니다. 그래서 하나씩 풀어 보도록 하겠습니다.

3. 임플란트 식립 개수

전체 임플란트에서는 한 턱당 8~12개의 임플란트를 식립합니다. 평균적으로 20개 정도의 임플란트가 들어가게 됩니다. 임플란트 틀니에서는 한 턱당 2~4개의 임플란트를 식립합니다. 평균적으로 6개 정도의 임플란트가 들어가게 됩니다. 풀 아치 임플란트에서는 한 턱당 4~6개의 임플란트를 식립합니다. 평균적으로 10개 정도의 임플란트가 들어가게 됩니다. 전체 임플란트에 비해서 임플란트 식립량이 절반이 됩니다.

따라서 수술 시에 들어가는 시간과 노력, 수술 후에 통증 등이 그만큼 줄어든다고 생각하시면 됩니다. 따라서 전체 임플란트를 하기 부담스러운, 힘든 노령의 환자분이나 전신질환을 가진 환자분들, 그리고 전체 임플란트를 진행하기에 뼈가 너무 약한 환자분들에게 최선의 선택이 될 수 있습니다. 물론 치료 비용 또한 합리적으로 줄어들게 되겠죠. 전체 임플란트의 비용이 부담스러우신 분들에게도 최선의 선택이 될 수 있습니다.

그래도 임플란트 틀니보다는 임플란트를 많이 심는데?라고 말씀하실 수 있습니다. 하지만 임플란트 틀니와 풀아치 임플란트는 어마어마한 차이가 있습니다.

4. 빠지는지 안 빠지는지

틀니와 임플란트 틀니의 가장 치명적인 단점은 탈착식이라는 것입니다.

내가 원하지 않을 때 빠질 수 있습니다. 하지만 풀아치 임플란트는 고정식입니다. 보철물을 장착하는 순간부터 해당 보철물은 빠지지 않습니다.

5. 저작력

풀아치 임플란트의 저작력은 전체 임플란트에 준한다고 보시면 됩니다. 풀아치 임플란트의 특성상 7개의 치아 중 6번째 치아까지만 회복하는 경우가 많습니다. 따라서 전체 임플란트보다는 치아가 하나 적기 때문에 저작력이 전체 임플란트와 같다고 할 수는 없으나, 틀니나 임플란트 틀니와는 비교할 수 없는 수준입니다. 전체 임플란트의 저작력을 100점이라고 한다면 풀아치 임플란트의 저작력은 90점 정도라고 할 수 있습니다.

6. 심미성

풀아치 임플란트가 어떤 모양인지 보시면 감이 옵니다.

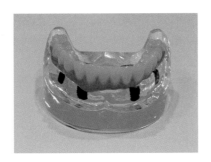

이렇게 풀아치 임플란트에서는 잇몸의 형태까지 재현하게 됩니다. 따라서 전체 임플란트보다 오히려 심미성에서는 앞설 수 있습니다. 물론 이런 풀아치 임플란트도 단점이 존재합니다.

1. 희소한 수술 가능 치과

풀아치 임플란트를 진행하기 위해서는 임플란트만 잘 심어서도 안 되고, 디지털 기술만 잘 알아서도 안 됩니다. 치과의 높은 임플란트 역량과 높은 디지털 덴티스트리 역량이 필수적입니다.

2. 수리 불가능

제가 생각하는 가장 큰 단점입니다. 임플란트의 수명은 10년, 잘 관리하실 경우 20년을 말씀드립니다. 거꾸로 관리가 너무 부실하거나 너무 잘못된 식습관을 가지고 계시다면 수명은 더 짧아질 것입니다 그렇게 임플란트도 결국은 탈이 나게 되는데, 전체 임플란트의 경우 탈이 난 부분만 재수술이나 보철물 교체를 진행하면 되지만, 풀아치 임플란트의 경우 전체 보철물이 한 덩어리이기 때문에 전체를 교체해야 합니다. 사실 이것은 치료 후 치아 관리를 더 열심히 하셔야 하는 이유라고 할 수 있겠습니다. 풀아치 최소 식립 임플란트에 대해서 알아보았습니다.

수술의 고통스러움이 걱정되시는 분들에게(풀아치 임플란트를 수면 상태에서 네비게이션 장치를 통해 수술 진행하신다면 수술로 인한 고생을 많이 줄일 수 있습니다.) 수술 비용이 걱정되시는 분들에게 적극 추천할 수 있는 치료 방법이라 할 수 있겠습니다. 전체 임플란트 수술이 필요하신 분들에게 도움이 되셨기를 바랍니다.

임플란트와 뼈 이식

임플란트 상담받으러 오시는 많은 분들이 물어보십니다.

"뼈 이식해야 하나요?"

어떤 치과에서는 뼈 이식이 필요 없다고 말하는 경우도 있고, 어떤 치과에서는 꼭 뼈 이식을 해야 한다고 말하는 경우도 있습니다. 그러니 환자분들은 더욱 혼란스럽습니다. 하자니 한두 푼 하는 비용도 아니고, 안하자니 괜히 찝찝한 것이 골 이식입니다. 많은 치과에서 뼈 이식이 필요하다 필요하지 않다를 알려 줍니다. 하지만 정작 왜 필요한지에 대한 설명은 간단하게 넘어갑니다.

뼈 이식은 도대체 왜 필요할까요? 우리는 한 가지만 기억하시면 됩니다. 건강하고 오래가는 임플란트는 모든 부분이 뼈로 둘러싸여 있어야 합니다. 말을 조금 바꿔 볼까요. 임플란트를 건강하게 오래 쓰기 위해서는 모든 부분이 뼈로 둘러싸여 있어야 합니다. 임플란트 주위를 둘러싼

쉽디쉬운 임플란트 이야기

뼈는 다다익선입니다. 튼튼하고 풍부할수록 좋습니다. 임플란트 기둥은 뼈로부터 보호를 받아야 합니다. 임플란트의 표면은 오로지 뼈와 붙기 위해 존재합니다. 그런데 그 표면이 뼈와 붙지 못하고 외부에 노출되게 된다면 여러 가지 문제점이 발생하게 됩니다. 임플란트 실패의 가장 큰 원인 중 하나인 임플란트 주위염도 이런 작은 노출 때문에 시작되곤 합니다.

그런데 임플란트가 필요하다는 것은 많은 경우, 치아를 뽑을 만큼 심한 염증으로 인해서 뼈가 녹았다거나, 치아를 뽑고 방치되어서 한참 지나 뼈가 위축된 상황입니다. 이러나저러나 뼈가 풍부할 수가 없는 상황입니다. 그래서 많은 분들이 임플란트 상담을 위해 치과에 가시면 뼈 이식이 필요하다는 말을 듣게 됩니다. 그렇다면 뼈가 부족해 뼈 이식이 필요한 경우를 하나씩 살펴보도록 하죠.

1. 치아를 뽑으면서 바로 임플란트 수술을 하는 경우

속이 상한, 속상한 치아가 있습니다. 치아를 뽑고 임플란트를 해야 한다고 진단이 내려졌습니다.

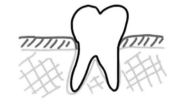

치아를 뽑고 나면 이렇게 빈 공간이 생깁니다. 이제 임플란트를 심어야겠죠.

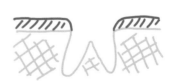

임플란트 기둥이 들어가게 됩니다. 그런데 임플란트 기둥은 기존의 치아 뿌리보다 작습니다. 그러니 먼가 휑한 공간이 생기게 됩니다.

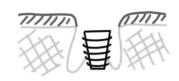

비어 있는 부분을 채우기 위해서 뼈 이식이 필요합니다. 파란색으로 표시한 부분이 뼈 이식이 필요한 부분입니다. 이렇게 빈자리를 뼈로 모두 채워주기 위해 뼈 이식이 필요합니다.

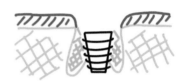

2. 뼈가 수평적으로 얇은 경우

치아를 뽑고 너무 오래 방지하셨을 때도 문제가 됩니다.

임플란트를 하자니 임플란트가 그림처럼 바깥으로 드러납니다. 치아를 뽑고 방치되는 동안 뼈가 너무 얇아졌기 때문입니다. 이런 경우 옆으로 뼈를 늘리는 수평적 골 증대술이 필요합니다.

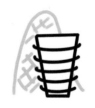

이렇게 뼈의 두께를 키워서 임플란트를 둘러싸도록 만들어 줘야 합니다.

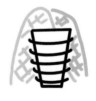

쉽디쉬운 임플란트 이야기

3. 뼈가 수직적으로 모자란 경우

치아를 뽑고 방치된 자리의 뼈는 옆으로도 얇아지지만 위아래로도 얇아집니다.

보통 위턱뼈를 수술할 때 이런 경우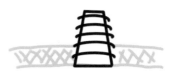가 많습니다. 상악동이라는 공간이 점차 넓어지면서 수술할 곳의 뼈가 수직적으로 얇아집니다. 우리는 이를 상악동 함기화라고 부릅니다. 이 경우 수직적인 골 증강이 필요합니다. 상악동 거상술이라고도 표현합니다.

비용적인 부분만이 유일한 강점인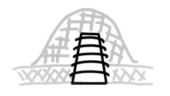치과에서는 뼈 이식을 안 해도 된다고 말하는 경우가 많습니다. 그리고 환자분들의 입장에서는 그런 말이 너무 달콤하게 들릴 것입니다. 뼈 이식을 위한 비용도 아끼고, 통증도 더 줄어들 것 같습니다. 그리고 그분들의 말씀대로 뼈 이식 없이 수술을 진행해도 당분간은 아무런 일도 일어나지 않습니다. 하지만 위에서도 말씀드렸듯이 건강하고 오래가는 임플란트를 위해서는 뼈가 많이 필요합니다. 향후 임플란트의 수명에서 차이가 날 수밖에 없습니다. 안타깝게도 같은 부위에 두 가지 방법으로 수술을 해서 비교해 볼 수는 없겠죠.

필요한 뼈 이식을 생략해서는 안 됩니다. 당장에 문제가 없다고 해서 정말 문제가 없는 것이 아닙니다. 이 글이 뼈 이식에 대한 거부감을 없애는 데 도움이 될 수 있기를 바랍니다. 물론 필요 없는 뼈 이식을 해서도 안 됩니다. 필요 없는 뼈 이식을 하지 않는 데 큰 도움이 될 수 있기를 간절히 바랍니다.

상악동 거상술

거상술은 무엇인가를 들어올리는 술식이라는 말입니다. 술식이라는 말도 좀 어색하시죠. 수술 방법이라고 생각하시면 얼추 맞습니다. 그럼 상악동 거상술을 상악동을 들어 올리는 수술 방법이 되겠지요. 하지만 사실 한 단어가 숨어 있습니다. 상악동(점막)을 들어 올리는 수술 방법이 상악동 거상술입니다. 그럼 상악동은 무엇이냐. 상악은 위턱입니다. 동은 동굴할 때 쓰는 동으로 구멍이라는 뜻입니다. 그러니 상악동은 위턱에 있는 구멍입니다. 위턱에 있는 구멍은 어디 있을까요? 광대뼈 속에 있습니다.

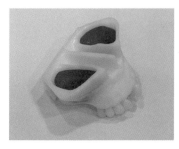 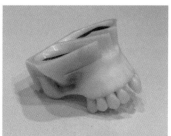

이렇게 사진상에서 빨간색으로 표현된 광대뼈 속 공간을 상악동이라고 합니다. 이 상악동은 위턱의 어금니와 가깝습니다.

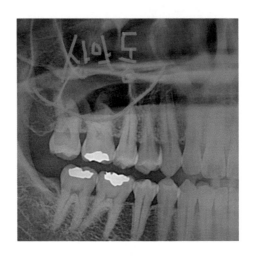

제 치아입니다. 보시는 것처럼 위턱 어금니와 상악동은 매우 밀접한 관계가 있습니다. 치아가 없으면 이 상악동이란 공간은 점점 넓어집니다. 그것을 상악동 함기화라고 합니다. 공간이 넓어지는 게 무슨 문제가 될까요? 사진부터 보여 드리겠습니다.

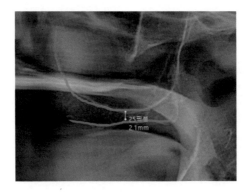

쉽디쉬운 임플란트 이야기

이가 없이 오래 지내시면 이렇게 상악동이 넓어지면서, 남아 있는 잇몸뼈의 두께가 얇아지게 됩니다. 임플란트는 보통 그 길이가 1cm, 즉 10mm 정도입니다. 하지만 상악동 부근의 뼈는 사진에서 2.1mm입니다. 더 얇은 경우도 많습니다. 0.5mm도 없는 경우도 허다합니다. 그렇게 얇은 뼈에다가 구멍을 뚫고 임플란트를 껴 넣을 수는 없겠죠. 설령 뼈랑 붙는다 해도 임플란트가 튼튼할 수는 없을 것입니다. 상악동의 점막을 들어 올리고 뼈 이식을 해서(뼈 이식은 상황에 따라 하기도 하고 안 하기도 합니다. 사실 들어 올린다는 행위가 중요합니다.) 상악동 내에 들어간 임플란트가 모두 뼈에 둘러쌓이게 해 주는 것이 상악동 거상술의 목적입니다. 상악동 거상술을 진행하면 다음과 같이 보입니다.

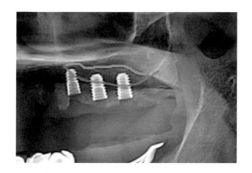

주황색 선이 상악동의 바닥이고, 초록색 선이 들어 올려진 점막입니다. 이렇게 약간 들어 올릴 때는 뼈를 넣기도 하고 넣지 않기도 합니다. 이 케이스에서는 뼈는 넣지 않았습니다. 아까 상악동 점막을 들어 올린다고 말씀드렸죠?

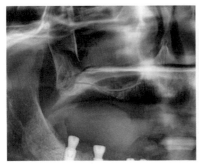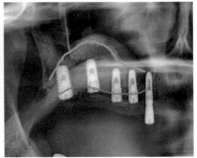

이렇게 점막을 잔뜩 들어 올리고 뼈를 왕창 넣기도 합니다. (많이 들어 올렸을 때는 일반적으로 뼈를 넣어 줍니다.) 이런 상악동 거상술의 방법은 크게 2가지가 있습니다.

1. 측방 접근 상악동 거상술(라테랄, 윈도우 오프닝)

측방 접근은 주로 남은 뼈가 상당히 적을 때 진행하는 술식입니다. 일반적으로 3mm 미만의 뼈가 남았을 때는 이렇게 측방 접근을 시도합니다. 치과에서 진행하는 임플란트 술식 중에서는 가장 복잡하고 어려운 술식입니다. (일반적으로 그렇다는 말입니다. 저는 어렵지 않습니다.) 그렇다 보니 잇몸 절개도 크고 뼈의 삭제량도 많습니다. 그만큼 수술 시간도 깁니다. 그래서 많이 붓고 수술 후에 일반적인 임플란트 수술보다는 조금 더 통증이 있습니다. 물론 약을 드시면 조절되고 참을 만한 통증입니다. 너무 걱정하지는 마세요.

쉽디쉬운 임플란트 이야기

2. 수직 접근 상악동 거상술(크레스탈)

보통은 3mm 이상의 뼈가 있을 때, 즉 측방 접근할 때보다는 뼈가 더 많은 케이스에 사용되는 술식입니다. 측방 접근보다 훨씬 간단합니다. 수술 시간도 짧습니다. 일반적으로 붓기나 통증 출혈도 측방 접근보다 훨씬 적습니다. 그러니 가능하다면 수직 접근을 통한 수술이 받기에도, 받은 후에도 더 편하긴 합니다. 물론 반드시 측방 접근을 해야 하는 케이스도 있는 것이 문제입니다. 사실 위에 보여 드린 케이스 중 하나를 소개하려고 시작했습니다.

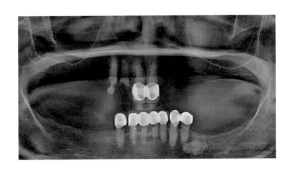

뼈가 많이 얇으십니다. 수직적으로도 얇고 수평적으로도 얇습니다. 건강한 분이라면 어지간하면 측방 접근 수술 방법을 선택했을 것입니다. 크게 절개하고 뼈에 구멍 뚫고 뼈를 넣으면 저는 편합니다. 하지만 수술이란 모름지기 환자분의 상태를 고려해야 하죠. 환자분은 체중도 적게 나가시고 기본적으로 체력이 많이 약하십니다. 무조건 째고 열고 하는 것이 능사가 아니겠죠.

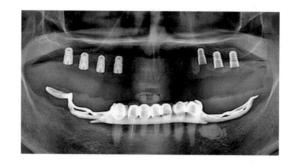

　그래서 무리가 덜 되시도록 수직 접근 상악동 거상술을 시행합니다. 잇몸 절개도 당연히 최소로 진행합니다. 체력이 약하신 관계로 양측으로 나눠서 수술을 하는 것도 필수입니다. 제 자랑을 조금 하자면 저는 환자분들의 상황을 고려하는 것을 잘합니다. 왜 그럴까요. 이유는 간단합니다. 제가 겁이 많아서 아픈 거, 힘든 거 싫어하기 때문입니다. 상악동 거상술의 두 가지 방법에 대해서 소개해 드려 봤습니다. 상악동 거상술을 받으실 분들에게 작게나마 도움이 되길 바랍니다.

임플란트와 통증

임플란트 수술을 앞두고 가장 많이 걱정하시고 물어보시는 부분이 통증에 관한 부분입니다. 다 좋으니 아프지만 않았으면 좋겠다는 말을 많이들 하십니다. 임플란트 수술을 받을 때 걱정하시는 통증은 크게 2가지로 나눠 볼 수 있습니다.

1. 수술받을 때 통증

가장 걱정하시는 부분입니다. 임플란트 수술 시 마취가 잘되었다면 실제로 통증이 아예 없는 경우도 많습니다. 수술 도중에 주무셨던 몇몇 환자분들이 그 증거입니다. (물론 수면 임플란트가 아니었으니 말씀드리는 거겠죠.) 다시 한번 말씀드리면 마취가 잘되었다면 아프지 않습니다. 그렇다면 아프다면 마취가 잘되지 않은 것이겠죠. 수술 도중에 아픈 경우는 마취가 잘되지 않는 경우뿐입니다. 그렇기 때문에 수술 도중에 통증이나 그 비스무리한 무엇인가를 경험하셨다면 반드시 의료진에게 말씀해 주셔야 합니다. 물론 치과에 따라서 원래 아파요 하고 진행하시는 경우도 있겠지만(제가 가장 싫어하는 일입니다.) 대부분의 경우 통증을 호소하면 마취를 더 해 주십니다. 그런데 마취가 잘 되는 것을 방해하는 나쁜 친구가 있습니다.

그것은 바로 염증입니다. 염증 조직은 마취가 쉽게 되지 않습니다. 조직의 산도가 변화하여 마취약이 잘 듣지 않는 환경이 되는 것입니다. 그렇기 때문에 염증이 심한 경우는 마취가 잘되지 않습니다. 되더라도 시간도 오래 걸리며 마취의 깊이가 깊지 않습니다. 이런 경우는 사전 투약을 통해서 염증을 줄여 놓는 것이 필요합니다. 내가 염증이 심한지는 어떻게 알 수 있을까요. 보통 괜히 아프지는 않겠죠. 내가 수술받을 부위가 현재 통증이 있다면 염증이 심한 것이라고 보서도 좋습니다. 아플 때 치과에 찾아오시면 안 되는 이유 중 하나입니다. 아프지 않을 때 미리미리 치료받으시면 마취도 잘되고 치료도 안 아프지만, 아플 때 오시면 마취도 잘 안 되고 치료도 다소 고생하십니다. 이렇게 염증이 심한 경우가 아니라면 수술 도중의 통증은 크게 걱정하지 않으셔도 됩니다. 든든한 마취가 여러분을 보호해 줄 것입니다. 실제적인 통증이 아니라 그 공포를 걱정하시는 경우도 많습니다. 그런 경우라면 수면 임플란트를 고려해 보시는 것도 좋을 것입니다.

2. 수술 후 통증

수술 도중에는 마취가 잘되었으니 통증이 없더라도 마취가 풀리면 통증이 있을 수 있습니다. 일반적으로 임플란트 수술의 통증은 수술의 복잡성과 연관 있습니다. 아무래도 수술이 복잡하고 커질수록 수술 후 통증이 크겠습니다.

1) 절개 정도에 따라

당연하겠죠. 그렇기 때문에 절개를 하지 않는 비절개 임플란트 수술이나 네비게이션 임플란트 수술이 환자분들에게 실질적인 이득이 있는 것입니다.

2) 염증 여부에 따라

그놈의 염증. 수술할 때도 통증을 초래하지만 수술 후에도 통증을 초래할 수 있습니다. 염증 조직을 제거하는 만큼 주변 조직에도 자극이 가해지기 때문입니다.

3) 수술 부위의 넓이 정도에 따라

하나의 치아를 뽑고 임플란트를 심는 것과 여러 개의 치아를 뽑고 여러 개의 임플란트를 심는 것. 두 가지를 비교해 보면 당연히 후자가 더 아플 것 같죠. 물론 2개 심으면 1개 심는 것보다 2배 아프고 이런 것은 아닙니다. 그럼에도 불구하고 수술 부위가 커질수록 통증도 조금은 더 큽니다.

4) 복잡한 뼈 이식 여부

상악동 거상술 등을 통해 점막을 잔뜩 들어 올리고 뼈를 이식하는 경우라면 아무래도 뼈 이식을 하지 않는 경우보단 통증이 있겠습니다. 그런데 이를 잘못 이해하시면 안 됩니다. 뼈 이식을 하면 아프다던데요라고 말씀하시는 분들이 많습니다. 뼈 이식을 해서 아픈 것이 아니라 뼈 이식을 하기 위해서 절개를 하고 점막을 들어 올리는 등 조직을 자극하기 때문에 통증이 있는 것입니다. 따라서 간단한 뼈 이식은 통증을 유발하지 않습니다. 복잡한 뼈 이식은 아무래도 나를 많이 건드릴 것이니 통증이 있겠구나 생각하시면 됩니다. 그렇다면 우리는 이렇게 발생하는 통증에 그저 당하기만 해야 할까요?

당연히 그렇지 않습니다. 일반적으로 수술 후 처방해 드리는 약을 통해서 충분히 통증 조절이 가능합니다. 통증 조절이 가능하다는 것은 참을 만큼 덜 아플 수 있다는 말입니다. 물론 정말 복잡하고 큰 수술을 하셨는데도 전혀 아프지 않았다고 하시는 분들도 계십니다. 그리고 정말 절개도 없이 간단한 수술을 하셨는데도 아프다고 하시는 분들도 계십니다. 이런 어마어마한 개인차에도 불구하고 일반적으로 수술 후 처방약을 통해서 제법 편하게 통증을 견뎌 내실 수 있습니다. 처방약으로도 통증이 해결되지 않는다면 처방을 바꿀 수 있기 때문에 심한 통증이 있을 경우 의료진에게 꼭 말씀해 주셔야 합니다.

정리해 보겠습니다. 수술을 할 때는 마취가 잘되었다면 전혀 아프지 않습니다. 수술 후에는 마취가 풀리면 아픈데 약을 드시면 참을 만합니다. 그리고 중요한 것, 현재의 불편함을 참고 치료를 미룰수록 아픕니다. 치통은 참는 것이 아닙니다.

① 수술할 부위의 염증이 심해지니 수술할 때 통증이 발생할 가능성이 커집니다.
② 방치할수록 수술이 더 커지고 복잡해질 테니 수술 후 통증이 발생할 가능성이 커집니다.

임플란트 수명과 관리 방법

힘들게 임플란트 수술을 받았으니 그 임플란트가 천년만년 탈 없이 버텨 주면 너무나도 좋겠습니다. 하지만 현실은 그렇게 녹록하지 않습니다. 임플란트의 기대 수명은 보통 10~15년을 말씀드립니다. 그럼 다들 다음과 같이 말씀하십니다.

"그거 밖에 안 돼요?"

조금 더 자세하게 알아볼까요. 우리는 태어나면서 부모님으로부터 가장 강력한 경조직인 자연 치아를 물려받습니다. 그런데 임플란트가 필요한 분들은 그 강력한 자연 치아를 어떤 이유로든 잃게 되신 상태입니다. 따라서 그간의 관리 방법을 그대로 따를 경우 임플란트도 잃게 될 가능성이 얼마든지 있다는 것입니다. 임플란트는 건강한 치아가 하나 생긴다고 생각하시면 좋습니다. 건강한 치아의 수명은 어떻게 될까요? 그건 정말 관리하기 나름입니다. 동의하시나요?

30세에 모든 치아를 다 뽑고 전체 임플란트를 하시는 분도 계시는 반면, 90세가 되도록 하나의 치아도 잃지 않고 잘 유지하시는 분도 계십니다.

물론 유전적인 요인이 작용하겠지만 이 모든 결과를 유전에만 돌리는 것은 조금 비겁한 일일 것입니다. 제가 경험적으로 치아가 빨리 망가지는 분들과 치아를 오래 잘 쓰시는 분들은 행동 습관이 조금 다릅니다. 치아를 오래 잘 쓰시는 분들은 아무래도 치아 관리에 많은 노력을 기울이십니다.

① 규칙적인 양치와 치실, 워터픽 등의 보조 기구 사용
② 부드러운 음식 등 치아에 무리가 가지 않는 식습관
③ 주기적인 치과 방문

반면 치아가 빨리 망가지신 분들은 정반대의 행동 습관을 가지고 계십니다.

① 불규칙적인 양치
② 반복적인 음주
③ 불규칙적인 치과 방문

많이 다르죠. 아무리 건강한 치아를 물려받으셨어도 후자처럼 행동했을 때 오래 쓸 수 있는 치아는 없습니다. 다시 임플란트 이야기로 돌아와 봅시다.

임플란트는 건강한 치아가 하나 생기는 거라고 말씀드렸습니다.

그렇다면 임플란트를 오래 쓰는 방법은 자연 치아를 오래 쓰는 방법과 완전하게 동일합니다. 관리를 잘해주셔야 하며, 이건 좀 단단하네, 질기네, 씹기 힘드네 하는 음식은 피해 주시는 것이 좋습니다. 그리고 가장 중요한 것, 치과를 무서워하지 말고 자주 찾아 주셔야 합니다. 치과를 자주 찾아 주셔야 하는 가장 큰 이유는 호미로 막을 것을 가래로 막지 않기 위함입니다. 임플란트 사용 시 나타날 수 있는 주된 합병증은 임플란트의 나사 풀림과 임플란트 주위염입니다.

임플란트 나사가 풀렸을 경우 간단하게 조여 주면 모든 것이 해결됩니다. 하지만 나사가 풀린 채로 지속적으로 힘을 받거나 하면 나사가 부러지게 됩니다. 임플란트 나사가 부러지면 여러모로 골치 아파집니다. 나사가 풀리기 전에 한 번씩 치과 오셔서 조여 주면 이렇게 복잡한 문제를 사전에 예방할 수 있습니다.

임플란트 주위염 또한 마찬가지입니다. 묘한 불편감을 방치하게 되면 임플란트 주변으로 뼈가 녹습니다. 초기에 이를 발견한다면 지속적인 관리를 통해 뼈가 녹는 속도를 상당 부분 늦출 수 있습니다. 하지만 이미 뼈가 많이 녹은 상태라면 임플란트를 빼고 다시 임플란트 수술을 해야 하는 경우도 있습니다. 이렇듯 임플란트에서 마주치게 되는 주요한 합병증들은 치과를 자주 방문함으로써 해결할 수 있습니다. 그러니 치과를 두려워하지 마시고 자주자주 찾아 주시길 바랍니다. 내가 치아 관리에 자

쉽디쉬운 임플란트 이야기

신이 없다면 3달 간격의 내원도 절대 과하지 않습니다. 그 정도 불편함이 치아를, 임플란트를 잃는 것보단 나을 것입니다.

임플란트의 수명을 다시 한번 정리해 보자면 다음과 같습니다. 임플란트는 건강한 자연 치아와 동일하게 생각할 수 있습니다. 그렇기 때문에 잘 관리한다면 20년, 30년 그 이상도 사용 가능하지만, 관리가 잘되지 않는다면 겨우 수년 안에 탈이 날 수도 있습니다.

임플란트 수술을 마치고 그 임플란트를 방치하는 것은 자동차를 타시면서 단 한 번도 정비하지 않는 것과 마찬가지입니다. 임플란트도 정비가 필요하다는 사실 꼭 기억해 주시기 바랍니다.

임플란트 흔들림

임플란트를 쓰다 보면 어느 날 갑자기 기분 나쁜 느낌이 들 수 있습니다. 미세한 흔들림이 감지된 것입니다. 이때 이 미세한 흔들림은 간단한 문제일수도, 매우 큰 문제일 수도 있습니다. 확실한 것은 작은 흔들림이라도 감지되면 치과에 바로 방문해 주셔야 한다는 것입니다. 흔들림은 보통 연결 부위의 연결이 약해진 경우 나타나는 현상입니다. 임플란트의 흔들림을 유발할 수 있는 연결 부위는 3군데가 있습니다. 앞에서부터 뒤로 갈수록 더 깊은 곳에 있는 연결 부위입니다. 따라서 앞에서부터 뒤로 갈수록 더 해결이 힘들다고 보시면 됩니다.

① 크라운과 어버트먼트 사이
② 어버트먼트와 픽스처 사이
③ 뼈와 픽스처 사이

1. 크라운과 어버트먼트 사이의 접착제가 녹은 경우

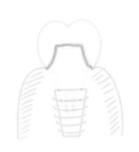

　가장 간단한 경우입니다. 씹는 역할을 하는
임플란트의 머리인 크라운과 목 역할을 하는
임플란트의 어버트먼트는 서로 접착제로 연
결되어 있습니다. 경우에 따라 상당히 다양한
종류의 접착제가 사용됩니다. 어떤 접착제를
사용하든지 간에 접착력을 무너뜨릴 만큼의 씹는 힘이 가해지면 접착이
깨집니다. 접착이 깨지면 치아가 들썩이는 느낌이 나게 됩니다. 해결책
은 간단합니다. 치과에 오셔서 기존 접착제를 깨끗이 정리한 후 새로운
접착제를 붙이면 됩니다.

2. 어버트먼트와 픽스처 사이의 연결 스크류가 풀린 경우

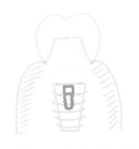

　목 역할을 하는 임플란트 어버트먼트와 뿌
리 역할을 하는 임플란트 픽스처는 작은 나사
인 스크류로 연결되어 있습니다. 연결 나사는
이러지 저러니 해도 그냥 기계적으로 사용되
는 나사입니다. 그렇기 때문에 힘을 지속적으
로 받다 보면 풀릴 수밖에 없는 운명입니다. 힘을 받아도 풀리지 않을 만
큼 나사를 강하게 조였다면 조여진 이상의 스트레스를 받는 경우 나사가
부러질 것이기 때문에 나사를 지나치게 강하게 조으지는 않습니다. 따라
서 임플란트가 흔들리는 경우 가장 흔한 원인이 이 연결 나사의 풀림입니

다. 해결책은 역시나 간단합니다. 나사를 조여 주면 됩니다. 다만 나사를 조여 줄 수 있는 상황이어야 하겠죠. 나사가 풀린 상태에서 계속 힘을 받는 경우 나사가 변형되거나 부러질 수 있습니다. 나사를 조여 줄 수 없는 상황이 되는 것입니다. 이런 경우는 해결 방법이 아주 복잡해집니다. 심한 경우는 임플란트를 제거 후 다시 심어야 할 수도 있습니다. 따라서 흔들림을 감지하신 경우 많이 불편하지 않아도 바로 치과에 내원해 주셔야 합니다.

3. 뼈와 픽스처 사이의 연결이 깨진 경우

가장 곤란한 경우입니다. 기둥 역할은 하는 임플란트 픽스처와 뼈 사이의 결합이 깨진 경우입니다. 임플란트 픽스처 주위로 임플란트 주위염이 생겼을 수도 있습니다. 과도한 힘 때문에 임플란트 픽스처가 찢어졌을 수도 있습 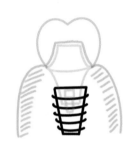 니다. 어떤 이유 때문이든 근본적으로 기둥 역할을 해 주는 임플란트 픽스처가 흔들린다는 것은 가장 안 좋은 상황입니다. 해결 방법은 임플란트 픽스처를 제거 후 다시 심어야 합니다. 간단하게 말해서 임플란트 재수술이 필요합니다. 하지만 이 경우에도 치과에는 빨리 방문할수록 좋습니다. 오래 방치될수록 재수술 과정 또한 더 복잡해질 것이기 때문입니다.

결론은 단 하나입니다. 임플란트 한 치아의 흔들림이 느껴진다면 빠른 시일 내에 치과에 방문하셔야 합니다.

쉽디쉬운 임플란트 이야기

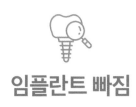

임플란트 빠짐

임플란트와 관련되어서 여러 가지 부속들이 빠지는 경우가 있습니다. 임플란트와 관련된 무언가가 빠지는 경우는 크게 3가지가 있습니다. 3가지 중에 2가지는 아주 간단한 경우이고 1가지는 골치 아픈 경우입니다. 한 가지씩 살펴보도록 하겠습니다.

1. 임플란트 힐링 어버트먼트 탈락

힐링 어버트먼트는 기억나실지 모르겠지만 임플란트 수술 후 사용하는 일종의 마개입니다. 임플란트 수술 후에 치아의 기둥 역할을 하는 임플란트 픽스처를 심어두고 그 픽스처의 구멍을 막아 주는 용도 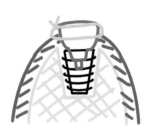 로 사용합니다. 그런데 이 힐링 어버트먼트를 약하게 조여 두었거나, 잇몸이 회복되면서 이 힐링 어버트먼트를 밀어내는 힘이 너무 크다면 힐링 어버트먼트가 점점 풀리게 됩니다. 그렇게 점점 풀리던 힐링 어버트먼트가 쏙 빠지는 경우도 있습니다.

임플란트 수술 경험이 처음이신데 이 힐링 어버트먼트가 쏙 빠지면 많은 분들이 깜짝 놀라십니다. 가장 많이 하시는 말씀은 "수술했는데 임플란트가 빠졌어요, 수술했는데 나사가 빠졌어요."입니다. 수술한 지 얼마 되지도 않았는데 처음 보는 물건이 입안에서 나오니 당황스러울 수밖에 없습니다. 하지만 다행스럽게도 힐링 어버트먼트의 탈락은 별일 아닙니다. 다시 조여 주면 그만입니다. 힐링 어버트먼트가 빠진 지 오래되면 임플란트 구멍을 잇몸이 막아 버리는 경우도 생깁니다. 이런 경우라면 추가적으로 구멍을 뚫어 주는 아주 간단한 작업이 필요합니다. 이러나저러나 힐링 어버트먼트가 빠지셨다면 걱정 마시고 빠르게 치과에 방문해 주시면 됩니다.

2. 임플란트 크라운 탈락

다음은 수술 후 임플란트 치료가 완료되고 나서의 상황입니다.

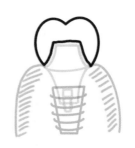

임플란트 크라운은 치아의 머리 역할을 해 주는 부분입니다. 임플란트 크라운은 누가 봐도 치아 머리처럼 생겼기 때문에 크라운이 빠진 경우는 그렇게 놀라지 않으십니다. 그럼 크라운은 왜 빠질까요? 임플란트 크라운은 치아의 목 역할을 해 주는 임플란트 어버트먼트와 연결됩니다. 이때 크라운과 어버트먼트는 접착제로 서로 붙어 있게 됩니다.

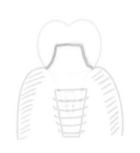

일반적으로 식사하기에 문제가 없을 만큼 강력한 접착제를 사용하지만, 이 접착제의 수명이 무한하지는 않습니다. 치아가 받는 힘이 너무 강하거나(임플란트 한곳으로만 식사를 하시거나), 치아가 너무 자주 힘을 받거나(밤에 잘 때도 이를 간다든지), 임플란트의 구조가 좋지 않다면(치아가 너무 짧다거나) 힘에 의해 접착제가 조금씩 녹다가 치아가 빠져 버립니다. 해결책은 간단합니다. 다시 붙이면 됩니다. 기존 접착제보다 더 강력한 접착제가 있다면 사용하면 되겠죠. 그리고 추가적으로 임플란트가 받는 힘에 대한 점검이 필요합니다. 탈락의 원인이 과도한 씹는 힘이라면 조금 더 편하게 조정이 필요합니다. 임플란트의 구조에 문제가 있다면 해당 구조를 개선해야 하겠죠. 원인을 해결해야 똑같은 일이 일어나지 않을 수 있습니다.

3. 임플란트 픽스처 탈락

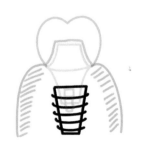

최악의 경우입니다. 임플란트 픽스처는 치아의 뿌리 역할을 해 주는 곳입니다. 임플란트의 근간을 이루는 가장 중요한 부분입니다.

임플란트 주위로 염증이 생기는 것을 임플

란트 주위염이라고 합니다. 임플란트를 오래 쓰시다 보면 결국엔 만나게 되는 질환입니다. 다만 우리는 이 질환의 진행 속도를 조절할 수 있습니다. 하지만 주위로 염증이 생겼음에도 치과에 방문하지 않고 방치된다면 이 염증은 임플란트 주위의 뼈를 계속 녹이게 됩니다. 임플란트를 잡아 주는 뼈가 점점 녹다 보면 임플란트를 잡는 힘 자체에 문제가 생깁니다. 그러다가 임플란트 기둥 자체가 쏙 빠져 버리게 됩니다. (임플란트에 가해지는 씹는 힘이 너무 큰 경우도 이렇게 뼈를 녹일 수 있습니다.) 빠진 임플란트 픽스처는 어떻게 보일까요? 임플란트 픽스처가 빠진 것이지만 픽스처 주위로 어버트먼트와 크라운이 연결되어 있습니다. 임플란트 덩어리 전체가 빠지게 됩니다.

해결 방법은 임플란트 재수술뿐입니다. 주변 뼈의 녹은 양이 많지 않다면 바로 재수술이 가능하겠지만, 주변으로 뼈가 많이 녹아 있다면 염증을 제거하고 뼈가 회복될 때까지 기다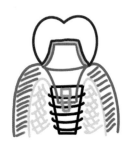렸다가 수술을 해야 할 수도 있습니다. 이런 경우는 치과를 자주 찾는 것으로 방지할 수 있다는 것을 강조하고 싶습니다.

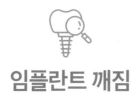

임플란트 깨짐

임플란트는 매우 단단합니다. 마동석 배우는 맨손으로 이를 빼는 묘기를 보여 주시지만, 마동석 배우라도 임플란트를 손으로 부러뜨릴 수는 없습니다. 하지만 우리의 씹는 힘은 생각보다 아주 강력합니다. 여러분들의 씹는 힘은 여러분이 아주 여린 분이시더라도 마동석 배우의 악력보다 강합니다. 그러니 임플란트도 부러지고 깨집니다. 임플란트는 강하지만 우리 씹는 힘은 더 강하기 때문입니다. 부러지고 깨진 임플란트, 어떻게 치료해야 하는지 알아보겠습니다.

1. 임플란트 크라운 부러짐

임플란트에서 씹는 역할을 담당하는 임플란트의 크라운이 부러진 경우입니다. 임플란트가 부러졌다고 하시는 분들 중에서 가장 흔한 경우입니다.

보통은 잘 씹어 먹기 위해 만든 임플란트이기에 대부분의 씹는 힘을 잘

버텨 줍니다. 하지만 임플란트의 구조나 위치
가 좋지 않거나, 운이 안 좋게도 단단한 음식
을 잘못 깨물어서 힘이 좋지 않은 부분에 집중
될 경우 크라운이 부러집니다. 치료 방법 역
시 가장 간단합니다. 부러진 부분의 크기가

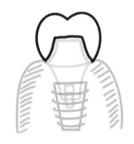

크지 않다면 날카로운 부분을 다듬어서 사용합니다. 부러진 부분의 크기
가 크고 중요하다면 크라운만 다시 제작하면 됩니다.

2. 임플란트 어버트먼트 부러짐

흔한 경우는 아닙니다만, 세상에 절대 일어날 수 없는 일은 잘 없죠. 가
끔 있습니다. 임플란트의 머리인 크라운과 뿌리인 픽스처를 연결해 주는
임플란트의 목, 어버트먼트가 부러지기도 합니다.

임플란트 부위의 뼈가 너무 많이 녹아 있어
서, 치아의 목 부분이 길어진 경우 취약한 목
부분에 힘이 집중되어 이런 일이 일어날 수 있
습니다. 치료가 조금 더 복잡합니다. 크라운
이 부러진 경우 크라운만 다시 제작하면 되지

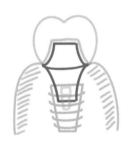

만, 어버트먼트가 부러진 경우 어버트먼트뿐만 아니라 그 위에 부착되는
크라운까지 다시 제작해야 합니다.

3. 나사 스크류 부러짐

의외로 흔한 경우입니다. 임플란트의 목인 어버트먼트와 임플란트의 뿌리인 픽스처는 작은 나사로 연결됩니다. 이 작은 나사를 스크류라고 불러주는데, 이 부분이 부러지기도 합니다. 처음부터 부러지는 경우는 흔치 않지만, 나사가 조금씩 풀려서 흔들리는 와중에 힘을 잘못 받으면 부러지게 됩니다.

치료 방법은 매우 간단하기도 하고, 매우 복 잡하기도 합니다. 나사가 쉽게 제거 가능하다 면, 나사만 교체하고 다시 조여 주면 됩니다. 하지만 나사가 제거가 되지 않는다면 어떨까 요. 위에서 말씀드린 바와 같이 대부분의 경 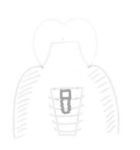 우 나사가 풀리면서 임플란트가 조금씩 흔들리게 되고, 그렇게 흔들림이 있는 상태에서 큰 힘을 받아서 나사가 부러지게 됩니다. 그렇다면 많은 경우에 나사에 변형이 오게 됩니다. 변형이 왔음에도 불구하고 나사가 제거 가능하다면 정말 다행이지만, 또 많은 경우에 변형된 나사는 임플란트 픽스처에 꽉 껴 있게 됩니다. 그리고 이 나사는 제거가 불가능합니다. 나사가 제거가 안 되니 나사가 끼어 있는 임플란트 픽스처를 같이 제거해야 합니다. 간단하게 줄여서 임플란트 재수술이 필요합니다. 그러니 임플란트가 조금이라도 어색하게 느껴진다면, 흔들림이 느껴진다면 바로 치과에 찾아오셔야 합니다.

4. 임플란트 픽스처 부러짐

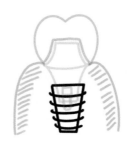

　픽스처는 사실 부러지기보단 찢어진다고 말하는 것이 맞습니다. 과도한 힘을 받을 경우 치아의 뿌리 역할을 해 주는 임플란트 픽스처가 찢어지게 됩니다. 답은 한 가지입니다. 찢어진 임플란트를 제거하고 다시 임플란트 수술을 하셔야 합니다.

쉽디쉬운

임플란트 이야기

ⓒ 문석준, 2023

초판 1쇄 발행 2023년 3월 3일

지은이	문석준
펴낸이	이기봉
편집	좋은땅 편집팀
펴낸곳	도서출판 좋은땅
주소	서울특별시 마포구 양화로12길 26 지월드빌딩 (서교동 395-7)
전화	02)374-8616~7
팩스	02)374-8614
이메일	gworldbook@naver.com
홈페이지	www.g-world.co.kr

ISBN   979-11-388-1671-7 (03510)